Ramšak/Gerz

AK-Muskeltests auf einen Blick

Ivan Ramšak/Wolfgang Gerz

AK-Muskeltests auf einen Blick

AKSE Verlag

Die Deutsche Bibliothek – CIP Einheitsaufnahme

Ramšak, Ivan; Gerz, Wolfgang:
AK-Muskeltests auf einen Blick / Ivan Ramšak u.a. - Wörthsee : AKSE-Verl., 2001
ISBN 3-9805706-4-9

Bestelladresse:

AKSE
Lanzenhaarer Str. 2
82041 Oberhaching

Fax 089/6 25 22 91
e-mail akse@akse.de

Fotos: Inge Ofenstein, München
Grafiken: Igor Litvinov, Moskau
Layout und Titelgestaltung: Barbara von Wirth, Text & Bild, München
Druckerei: Pinsker Druck und Medien GmbH, Mainburg
ISBN 3-9805706-4-9
Printed in Germany
Gedruckt auf umweltfreundlichem, chlorfrei gebleichtem Papier

Vorwort

Wir freuen uns, mit diesem Büchlein einen weiteren Baustein zum Erlernen der AK vorstellen zu können.
Im „Lehrbuch der AK“ wurde bewußt eine ganze Reihe von Muskeln weggelassen, die in der Allgemeinpraxis selten benötigt werden.
Ganz anders sieht es aber in der manualmedizinischen AK-Praxis aus: hier hat immer die lokale Untersuchung und Therapie Vorrang – und deshalb war eine komplette Darstellung aller sinnvoll testbaren Muskeln überfällig.
Aus Gründen der Einfachkeit haben wir die Muskeln in alphabetischer Reihenfolge zusammengestellt.
Die wichtigsten Reflex- und Nährstoffverbindungen sind bei jedem Muskel – soweit bekannt – dargestellt. Bei vielen kleineren Muskeln fehlen diese Verbindungen – sie sind bisher in ICAK noch nicht erforscht worden.
Die häufigste Ursache für eine Untersuchung dieser kleinen Muskeln in der manualmedizinischen Praxis werden Schmerzen durch Traumen und Fehl- bzw. Überlastung sowie rheumatischer Genese sein – dazu kommen noch neurologische Fragestellungen.
In aller Kürze seien hier die Heilmittel zusammengestellt, die sich in unseren Praxen erfahrungsgemäß bewährt haben. Sie können bei Schmerzzuständen an allen Muskeln getestet werden und werden jeweils nicht einzeln aufgeführt!

Homöopathie: Arnica, Rhus tox., Symphytum... in verschiedenen Potenzen, Traumeel®, Zeel®
Phytotherapie: Arnica, Beinwell (als Salbe/Gel)
Enzyme: Bromelain, A.I. Formula®, Multizyme®,
Mineralstoffe: Kupfer, Zink, Magnesium, Calcium, +CAL+®, Basenpulver
Vitamine: C, B 6 (P-5-P), B 12, Folsäure, B 5 (Pantothensäure), E, F
Zum weiteren Studium in Frage kommender Heilmittel sei v.a. auf das Buch „Bio-logische Präparate...“ (AKSE) verwiesen.
Die anatomischen Zeichnungen hat dankenswerterweise unser russischer Freund und Kollege Igor Litvinov völlig neu erstellt. Für die Fotos danken wir Inge Ofenstein und für die kreative und geduldige Bearbeitung Barbara von Wirth.
Eine Liste der im Text verwendeten Abkürzungen folgt auf S. 151.
Die Lokalisationen der Sedierungspunkte, neurolymphatischen und neurovaskulären Reflexpunkte sind am Ende nochmals in übersichtlicher Form dargestellt.
Über Anregungen, Kommentare und konstruktive Kritik würden wir uns freuen.
Wir wünschen allen LeserInnen viel Freude und Erfolg mit der AK!

Dr. med. Ivan Ramšak
Diplomate ICAK

Wolfgang Gerz, Arzt
Diplomate ICAK

Abdominalmuskulatur

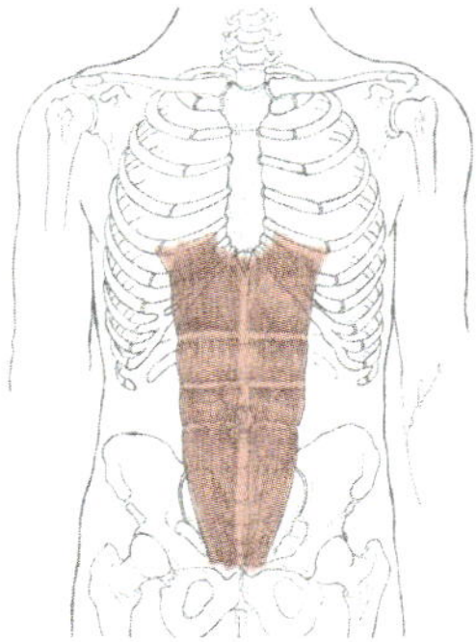

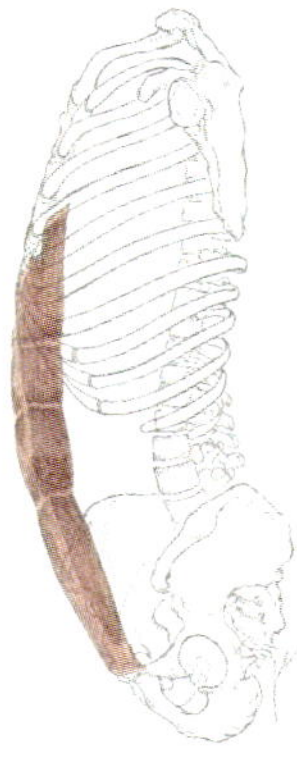

> **Ursprung/Ansatz/Funktion:** Die verschiedenen Anteile der Abdominalmuskulatur verbinden im Prinzip den Thorax mit dem Becken. Kontraktion der Bauchmuskulatur führt also zur Annäherung des jeweiligen Thoraxteils zum Becken! Sie verbindet Ober- mit Unterkörper und ist für die Kraftübertragung in beide Richtungen verantwortlich. Sie überträgt schnelle Richtungsänderungen auf die andere Körperhälfte. Kräftige Bauchmuskeln schützen die Wirbelsäule vor Verletzungen.

> **Test:** In der AK werden die einzelnen Anteile sitzend durch unterschiedliche Rotations und Hüftflexionswinkel getestet – sind so aber kaum sinnvoll voneinander zu isolieren. Nachteil der gezeigten Testpositionen ist die erhebliche Gefährdung bei akuten Kreuzschmerzen oder Instabilität im Lumbal-/Beckenbereich.
Die üblichen physiotherapeutischen Untersuchungsverfahren sind ggfs. vorzuziehen.

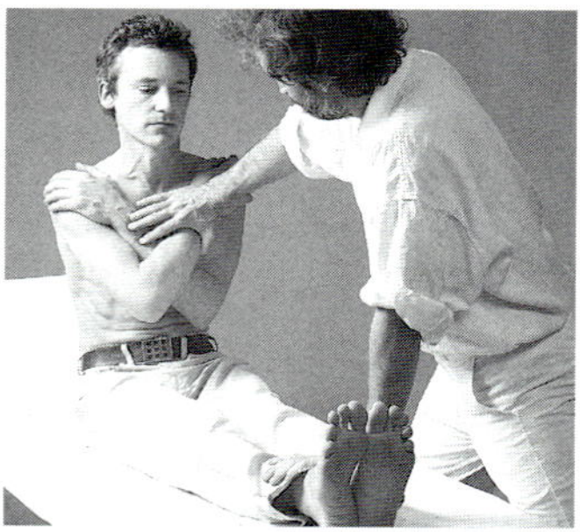

Bauchmuskulatur als Gruppe getestet (Rectus abdominis) – Achte auf die Einhaltung der LWS-Lordose. Andernfalls wird es zunehmend ein Iliopsoas-Test.

> **Nerval:** Th 5–12

> **NL:** *anterior:* Rectus abdominis: distale Hälfte der Oberschenkelinnenseite. Obliquus abdomi-

nis: mittleres Drittel der Oberschenkelinnenseite.
posterior: zwischen L 5 und SIPS

- **NV:** 2 QF cranial der Ohrspitze
- **Meridian:** Dünndarm **Sp:** Dü 8
- **Organ:** Dünndarm
- **Nährstoffe/Heilmittel:** Vitamin E, Darmmittel, Co Q 10
- **Beachte:** Dorsalextension des Sprunggelenkes durch Kontraktion des Tibialis anterior und Extensor hallucis longus ist zu vermeiden, weil dadurch der Iliopsoas als starker Synergist aktiviert wird. Ist die Bauchmuskulatur aus den oben genannten Gründen nicht testbar, sollten die reflektorischen Zusammenhänge dringend über einen bequem und schmerzfrei zu testenden Indikatormuskel (z.B. Rectus femoris) untersucht werden. Klinisch wichtig ist die Beobachtung, daß eine Schwäche der Bauchmuskulatur mit einem Schädelfehler an der Sutura sagittalis einhergehen kann und sie wesentlich besser aufzutrainieren ist, wenn dieser Schädelfehler – meist durch Separation der Naht – behoben wurde! Außerdem lassen sich oft sehr gute Erfolge durch Behandlung der dann in der Regel sehr schmerzhaften NL-Reflexe erzielen.

  Vor allem bei Sportlern, aber auch anderen Patienten nach Operationen oder Zerrungen, kommt es häufig zu

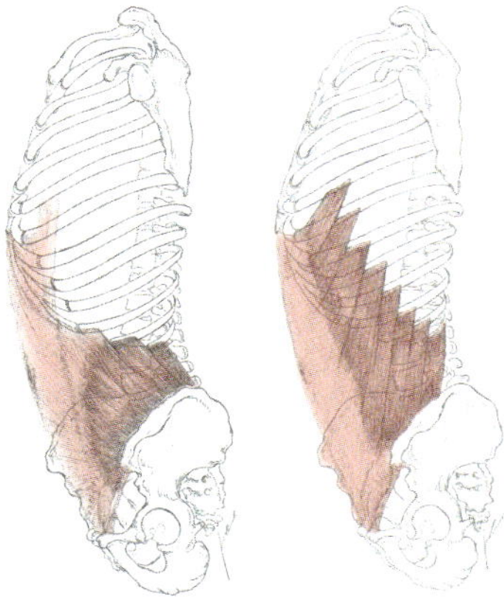

M. obliquus internus abdominis (links), M. obliquus externus abdominis (rechts).

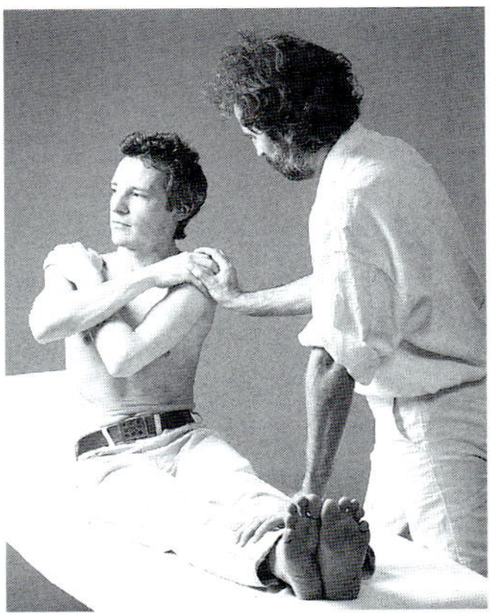

Test für die linke externe und rechte interne Bauchmuskulatur (Obliquus abdominis).

reaktiven Mustern einzelner Bauchmuskelteile untereinander. In diesem Fall sollten die Bauchmuskeln rasch nacheinander in verschiedenen Hüftbeugewinkeln getestet werden.
Die gestörten Anteile reagieren empfindlich auf manuelle Dehnung. Ein manueller Dehnungschallenge kann durch Impression verschiedener Etagen und anschließender Testung des Indikatormuskel durchgeführt werden. Die genaue Lokalisation ist in der Regel mit TL möglich. Bewährt haben sich präzise Infiltrationen mit getesteten Neuraltherapeutika.
Da die Bauchmuskulatur zur Abschwächung neigt, werden nachfolgend die wichtigsten Kräftigungsübungen besprochen:

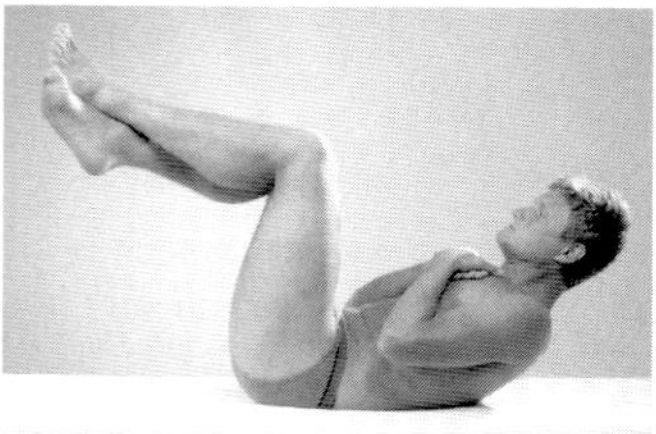

Kräftigung der oberen Bauchmuskelanteile: Knie- Hüftbeugung 90°, Arme über dem Brustkorb und atemsynchrones langsames Heben und Senken des Oberkörpers.

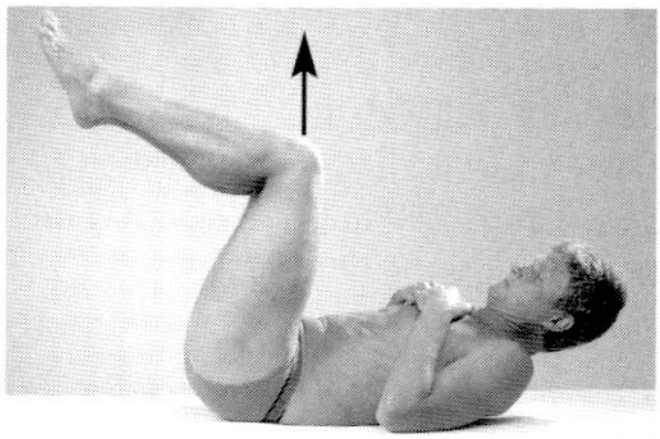

Kräftigung der unteren Bauchmuskelanteile: langsames Heben und Senken des Gesäßes („die Knie nach oben"). Dadurch Schutz vor Bauchmuskelansatzbeschwerden.

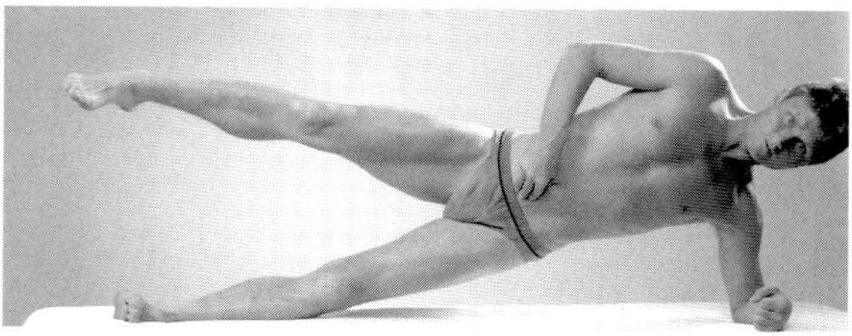

Kräftigung der schrägen und seitlichen Bauchmuskulatur mit den Hüftab- und adduktoren. Ellbogen- und Fußaußenrandstand: Heben und Senken des gestreckten Beines, wobei die belastete Schulter und die Hüft- Beckenregion während der Übung nicht absinken dürfen.

Abductor pollicis brevis

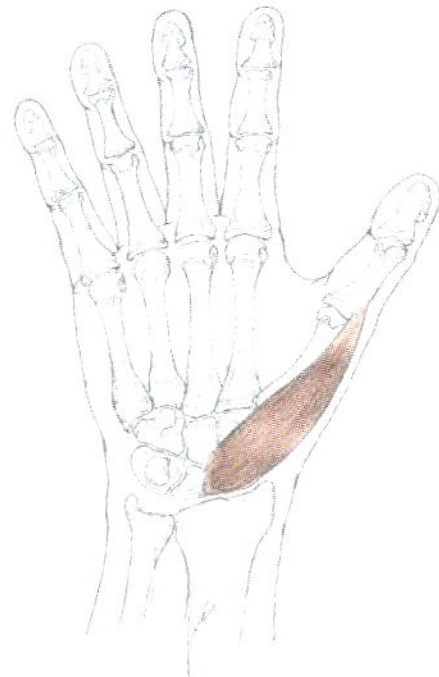

> **Ursprung:** Retinaculum flexorum, Tuberculum scaphoidei und trapezoidei.

> **Ansatz:** Basis der proximalen Daumenphalanx.

> **Funktion:** Abduktion des Daumens, wobei die Abduktionsbewegung parallel zur Handflächenebene erfolgt.

> **Test:** Extension aller Daumengelenke und vollständige Abduktion, der Daumen bleibt jedoch in der Handflächenebene (nicht opponieren). Weicher Kontakt über der proximalen Daumenphalanx; Testvektor in Adduktion Richtung Zeigefinger. Patient drückt in Abduktion.

> **Nerval:** N. medianus C 6, 7

> **Schwächezeichen:** Patient ist unfähig, große Dinge zu fassen, weil die maximale Abduktion behindert ist.

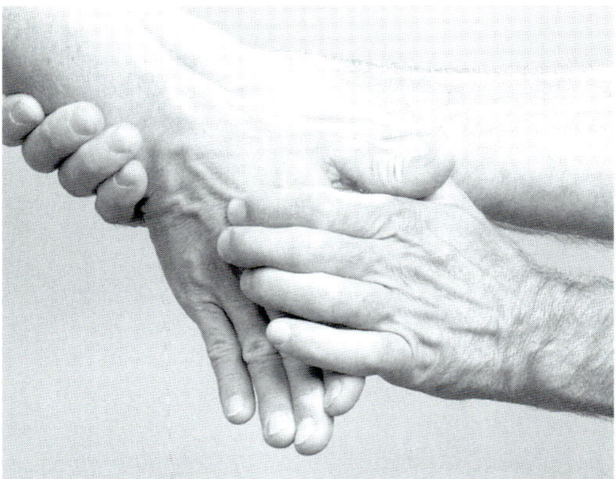

Test des Abductor pollicis brevis. Der Kontakt erfolgt über den Daumen des Untersuchers (verdeckt).

Abductor pollicis longus

- **Ursprung:** Dorsalseitig vom mittleren Radiusdrittel und der Ulna.
- **Ansatz:** Radialseitige Basis des ersten Metacarpale.
- **Nerval:** N. radialis C 6–8
- **Funktion:** Extension und Abduktion des Carpometacarpalgelenkes sowie Radialabduktion und Flexion der Hand.
- **Test:** Der Patient abduziert den Daumen mit Extension im Carpometacarpalgelenk sowie Flexion des Metacarpophalangeal- und Interphalangealgelenkes. Der Kontakt wird am ersten Metacarpale dorsal genommen; Testvektor in Richtung Zeigefingergrundgelenk. Der Patient drückt weiter in Richtung Abduktion.
- **Beachte:** Dieser Muskel testet schwach bei Irritation des N. radialis im Supinatorschlitz.

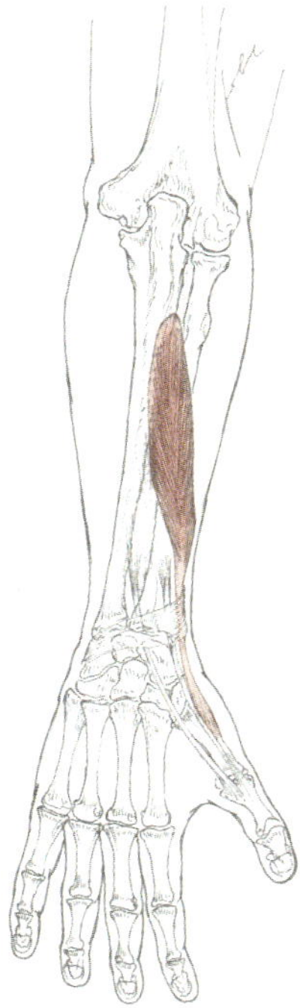

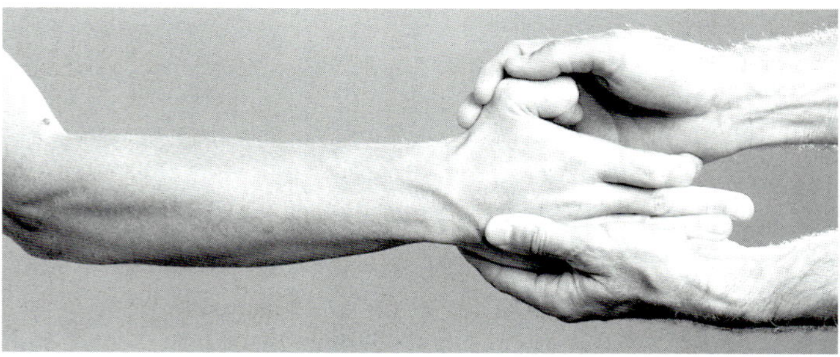

Test des Abductor pollicis longus.

Adduktorengruppe

> **Ursprung:** *Pectineus:* Os pubis superiore Fläche.
Adductor longus: Zwischen Symphyse und Foramen obturatorium.
Adductor brevis: Ramus inferior ossis pubis.
Adductor magnus: Posteriore Fasern: Tuber ischiadicum; Anteriore *Fasern:* Ramus inferior ossis pubis.

> **Ansatz:** *Pectineus:* Trochanter minor bis zur Linea aspera.
Adductor longus: mittleres Femurdrittel entlang der Linea aspera.
Adductor brevis: Trochanter minor bis zur Linea aspera.
Adductor magnus: Vom Trochanter minor entlang der Linea aspera bis zum Tuberculum adductorium

> **Funktion:** Adduktion im Hüftgelenk, mediale Kniestabilisation; Innenrotation im Hüftgelenk durch die anterioren Fasern des Magnus. Außenrotation im Hüftgelenk durch alle restlichen Adduktoren. Extension im Hüftgelenk durch die posterioren Fasern des Adduktor magnus.

> **Test:** Seitlage des Patienten auf der Seite der zu testenden Adduktoren. Der Untersucher legt das oben lie-

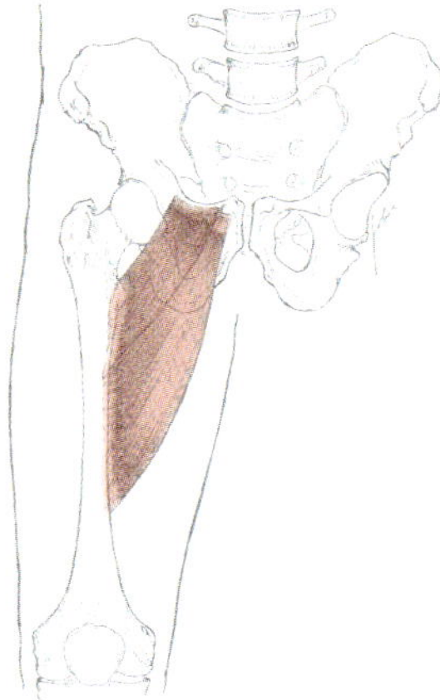

Pectineus und Adductor brevis.

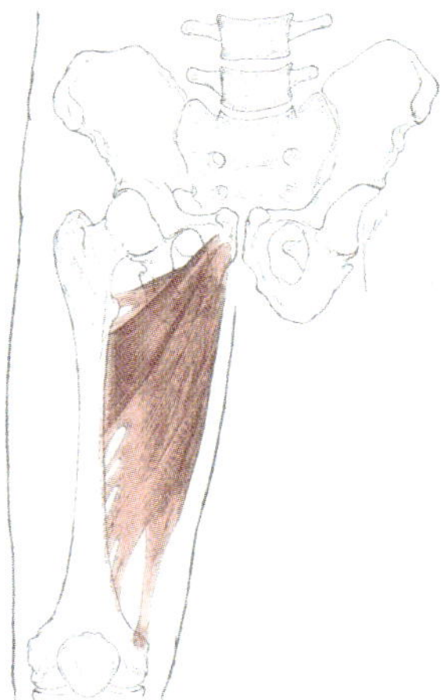

Adductor longus und magnus.

gende, im Hüftgelenk flektierte Bein auf den Tisch oder Oberschenkel ab, sodaß der Patient es völlig entlasten kann. Fixationshand auf der oben liegenden Schulter. Das darunter liegende, gestreckte Bein wird in maximale Adduktionsposition gebracht. Der Patient versucht, diese Position zu halten. Weicher Kontakt knapp distal des Kniegelenkes (bei Gonalgien knapp proximal des Kniegelenkes). Der Patient drückt in Richtung Adduktion, der Untersucher tischwärts in Richtung Abduktion.

> **Nerval:** N. obturatorius L 3, 4 (Longus, Brevis, Pectineus und anteriorer Anteil des Magnus).
N. ischiadicus L 4, 5, S 1 (posteriorer Anteil des Magnus).

> **NL:** *anterior:* direkt unter der Brustwarze.
posterior: Distal des Angulus inferior scapulae.

> **NV:** Mittlerer Bereich der Sutura lambdoidalis.

> **Meridian:** KS **Sp:** KS 7

> **Organ:** Reproduktionsorgane

> **Nährstoffe/Heilmittel:** Vitamin E, Niacin, Zink, s. auch Glutaeus maximus.

> **Schwächezeichen:** Derotation im Beckenbereich

> **Beachte:** Schmerzhafte TP beidseits in den Adduktoren sind bei bilateraler SIG-Instabilität zu finden. Eine Approximation beider SIG durch einen Gurt führt hier zur sofortigen Schmerzreduktion. Meist sind dann auch positive TP im Quadratus lumborum bilateral zu finden. Eine wichtige Therapie für chronisch resistente Adduktorenprobleme ist die Neuraltherapie zum N. obturatorius.

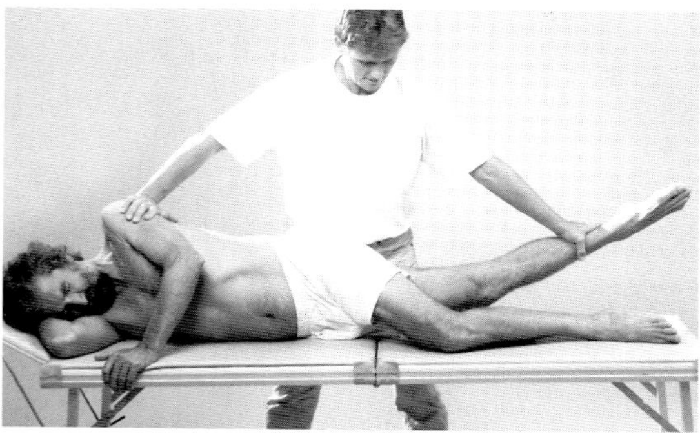

Test der Adduktoren.

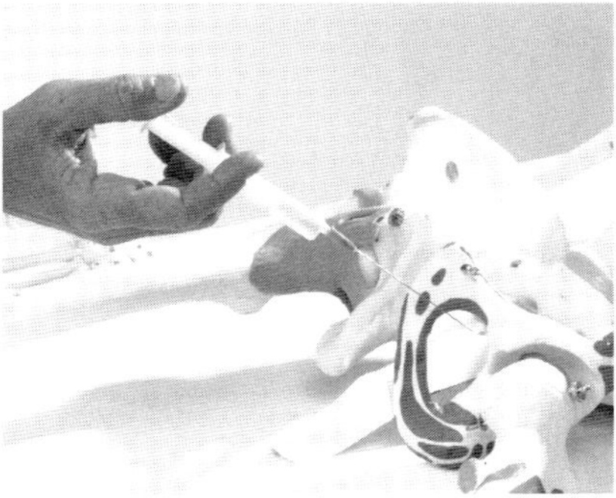

Infiltration des N. obturatorius. Bein leicht abduziert und außenrotiert. Die Einstichstelle liegt daumenbreit mediocaudal vom Tuberculum pubicum in Richtung ipsilateralem Glutaeus maximus nach lateral und leicht caudal. In 5–7 cm Tiefe werden die typischen Dysästhesien im medialen Oberschenkelbereich wahrgenommen.

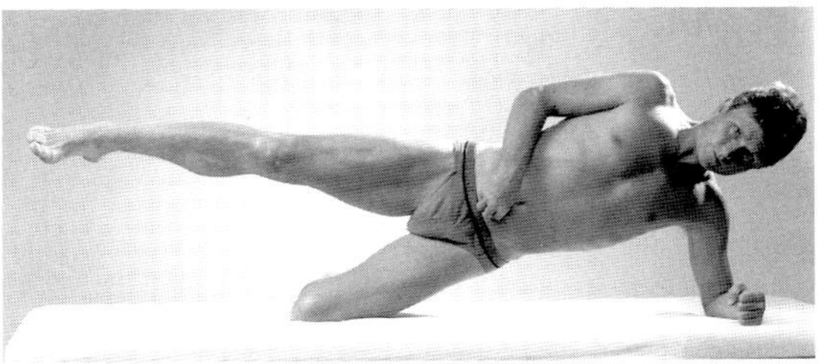

Generelle sehr effiziente Kräftigungsübung im seitlichen Ellbogenkniestand für die gesamten Beckenstabilisatoren. Der Körpermittelpunkt in Höhe KG6 soll dabei ständig fixiert werden. Flexion der Hüfte mit Rekrutierung des TFL und/oder Absinken des Beckens ist ein Schwächezeichen. Eine Steigerungsstufe dieser Übung stellt das Strecken des unteren Beines dar (Fußaußenrandbelastung), das Strecken des Armes die nächste Schwierigkeit. In azyklischen Sportarten (Ballsport) sollen jeweils mindestens 30 Wiederholungen angestrebt werden.Kräftigung der schrägen und seitlichen Bauchmuskulatur mit den Hüftab- und adduktoren. Ellbogen- und Fußaußenrandstand: Heben und Senken des gestreckten Beines, wobei die belastete Schulter und die Hüft-Beckenregion während der Übung nicht absinken dürfen.

Adductor pollicis

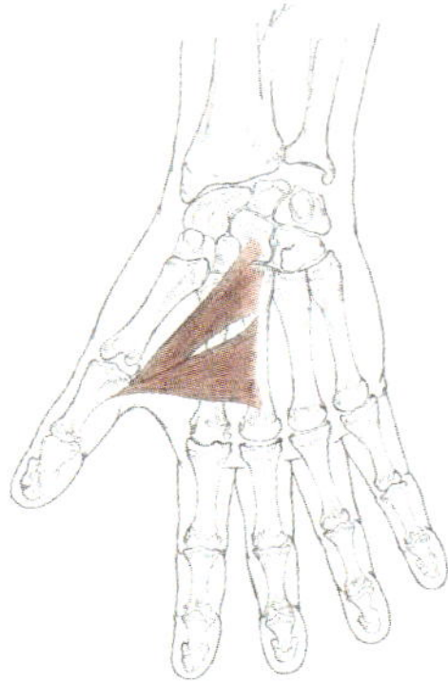

> **Ursprung:** Metacarpale II, III und Capitatum.

> **Ansatz:** Basis der proximalen Daumenphalanx ulnarseitig zusammen mit dem Flexor pollicis brevis und Abductor pollicis brevis.

> **Funktion:** Adduktion und Flexion des Daumens.

> **Test:** Der Daumen wird völlig extendiert und zum Zeigefinger adduziert. Eine Hand fixiert weich die Mittelhand oder den Unterarm. Der Therapeut legt seine Zeige- und Mittel-fingerkuppen mit weichem Kontakt zwischen die Mittel- und Endphalanx des Daumens und das Metacarpalköpfchen II; Testvektor in Abduktionsrichtung. Der Patient drückt den gestreckten Daumen zum Zeigefinger (Einklemmen der Untersucherfinger).

> **Nerval:** N. ulnaris C 8, Th 1

> **DD:** Dieser Muskel testet schwach beim Ulnartunnel-Syndrom, dagegen stark beim Carpaltunnel-Syndrom.

> **Beachte:** Beim chronischen Skidaumen hilft ein temporäres 8er-Schlingentape, um einen vollständigen Kraftaufbau (z.B. mit Tennisballkneten) zu erreichen.

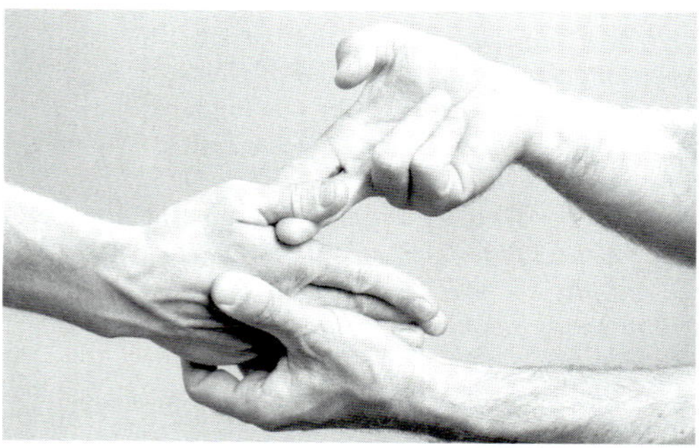

Test des Adductor policis.

Biceps

- **Ursprung:** *Kurzer Kopf:* Processus coracoideus.
  Langer Kopf: Tuberculum supraglenoidale scapulae.

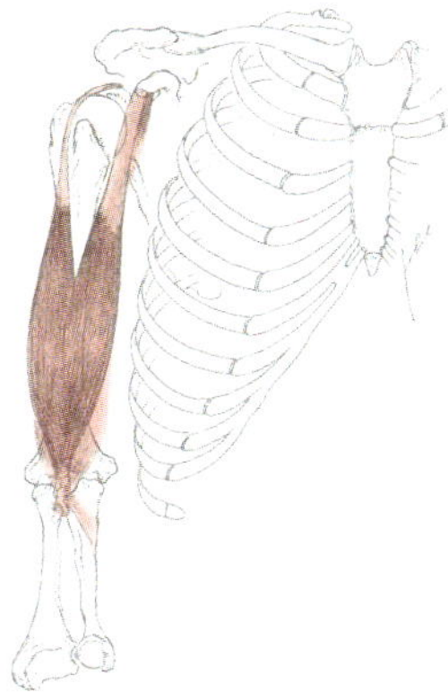

- **Ansatz:** Tuberositas radii und mit einer zweiten flächenhaften Sehne (Lacertus fibrosus) in der Unterarmfaszie an der ulnaren Seite.

- **Funktion:** Flexion, Abduktion der Schulter; starker Beuger im Ellbogen. Der lange Kopf hilft, das Caput humerale in der Cavitas glenoidalis zu halten.

- **Test:** *Kurzer und langer Kopf:* 90° Ellbogenflexion, Unterarmsupination. Der Patient drückt in Flexion. Testvektor bogenförmig in die Extension.

Langer Kopf: 90° Anteflexion in der Schulter, 90° Flexion des Ellbogens. Patient drückt aus dieser Position nach cranial, Testvektor über die Faust nach caudal.

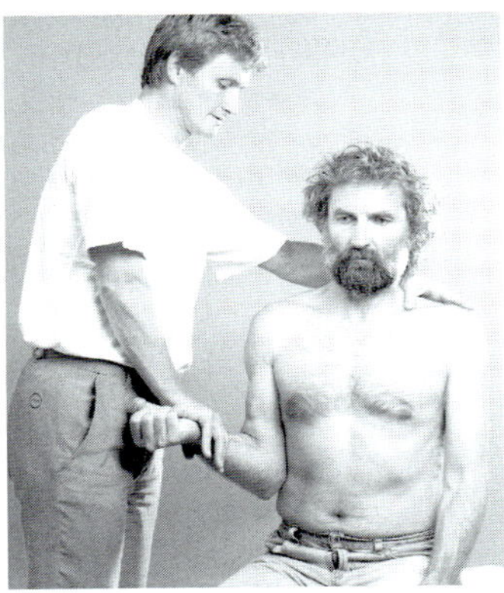

Test des Biceps, kurzer und langer Kopf.

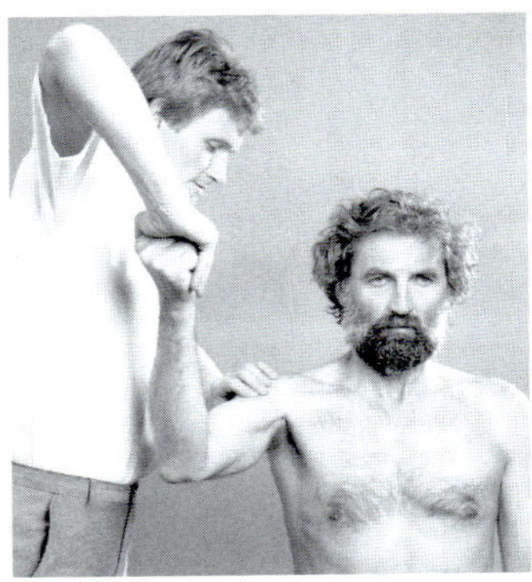

Test des Biceps Caput longum mit gleichzeitiger TL über dem Sulcus bicipitalis.

> **Nerval:** N. musculocutaneus C 5, 6

> **NL:** *anterior:* Im 4. ICR medioclavi-culär.
> *posterior:* Über den Laminae des Axis (C 2)

> **NV:** Eminentia frontalis

> **Meridian:** Magen **Sp:** Ma 45

> **Organ:** Magen

> **Nährstoffe/Heilmittel:** Zink, Säure-Basenhaushalt, Betain-HCl, B-Komplex.

> **Schwächezeichen:** Der Patient muß den Unterarm pronieren, um den Ellbogen zu beugen.

> **Bemerkung:** Die Innenrotatoren Subscapularis und Pectoralis major stabilisieren mit einigen Fasern die lange Bicepssehne im Sulcus bicipitalis. Bei der seltenen Bicepssehnenluxation sollten unter anderem die Ansätze dieser beiden Muskeln unbedingt behandelt werden. Der Spontanschmerz im Verlauf des Sulcus bicipitalis ist meist auf eine ICV zurückzuführen. Bei Wurfsportlern finden sich häufig reaktive Muster zum Triceps brachii und Verletzungen der Golgisehnenspindel.

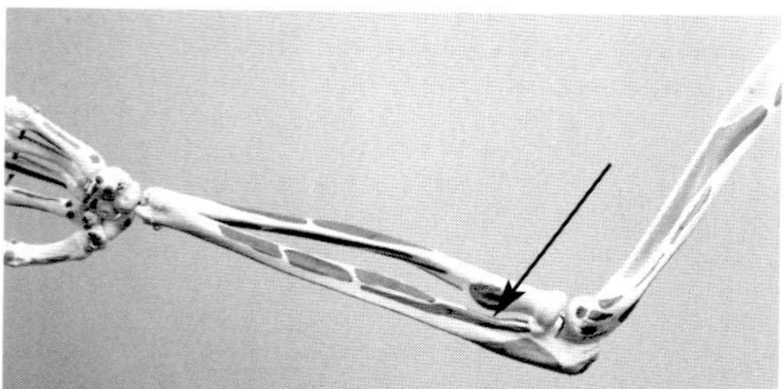

Palpation und Querfriktion des Bicepsansatzes an der Tuberositas radii, die in maximaler Pronation etwa eine Daumenbreite distal des Caput radii zu tasten ist. Hier ist der Ansatz am Knochenmodell zu sehen.

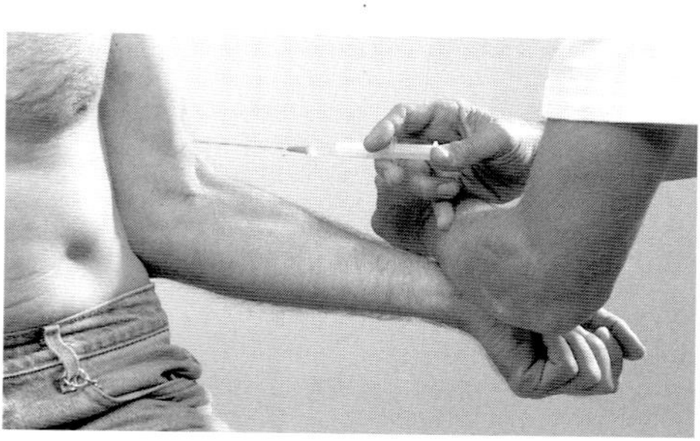

Infiltration der Golgi-Sehnenspindel; in diesem Beispiel wurde zur präziseren Demonstration eine längere Nadel gewählt.

Coracobrachialis

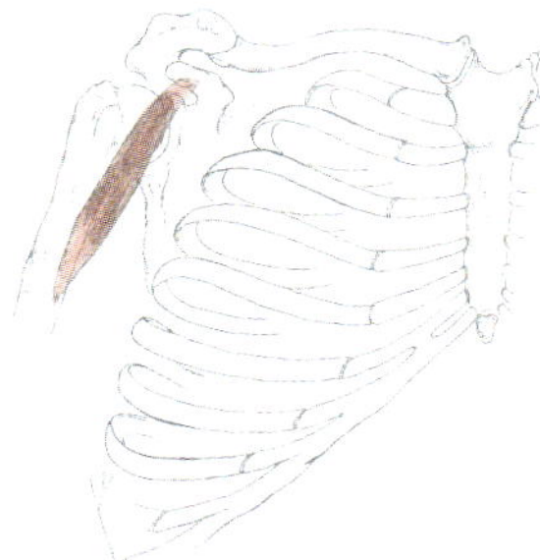

- **Ursprung:** Proc. coracoideus der Scapula.
- **Ansatz:** Mediale Fläche des Humerus in der Verlängerung der Crista tuberculi minoris.
- **Funktion:** Flexion, Adduktion und Außenrotation des Oberarmes.
- **Test:** Oberarm adduziert, 90° Flexion, vollständige Außenrotation. Maximale Flexion des Ellbogens (Kammgriff, Pro- und Supination im Ellbogen spielen keine Rolle). Der Untersucher steht vor dem Patienten und nimmt flächig Kontakt durch Umgreifen des Ellbogens; Testvektor bogenförmig nach caudal und lateral. Der Patient drückt weiter in Richtung Flexion/Adduktion zur Nase.

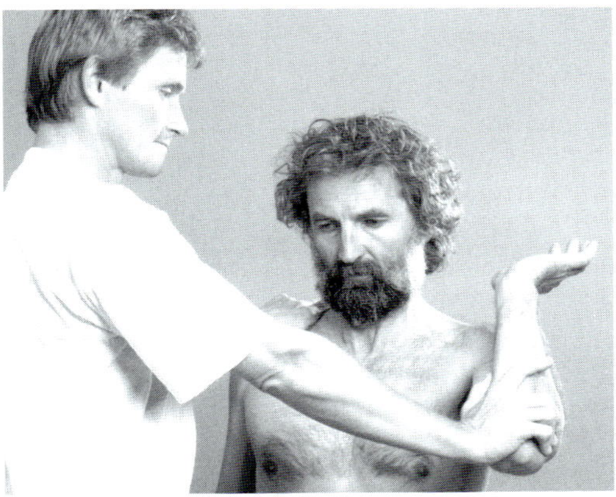

Coracobrachialis-Test.

> **Nerval:** N. musculocutaneus C 5, 6, 7

> **NL:** *anterior:* Sternocostale Übergänge 2–4
> *posterior:* Querfortsätze Th 3–4

> **NV:** Bregma

> **Meridian:** Lunge **Sp:** Lu 5

> **Organ:** Lunge

> **Nährstoffe/Heilmittel:** Vitamin C, Wasser und Beta-Carotin

> **Schwächezeichen:** Innenrotation des Oberarmes und Extension des Ellbogens, um den Biceps zu rekrutieren.

> **Beachte:** Ist der Muskel verkürzt, behindert er den Schürzengriff. Bei schmerzhafter Abschwächung kann der Patient nicht zum gegenüberliegenden Ohr fassen. Wenn der Patient angibt, Schwierigkeiten beim Kämmen zu haben, soll zuerst an den Coracobrachialis gedacht werden. Eine beidseitige Schwäche ist typisch für eine Fixation der Sutura cruciata, einem wichtigen craniomandibulären Problem.

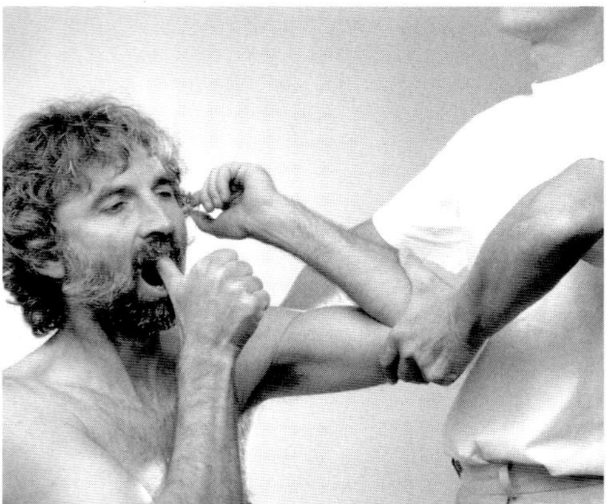

Coracobrachialis-Test mit gleichzeitiger TL zur Sutura cruciata. Bei fixierter Sutur wird mindestens einer der beiden ursprünglich schwachen Muskeln sofort stark testen.

Deltoideus

- **Ursprung:**
  Pars anterior: Laterales Drittel der Clavicula.
  Pars intermedia: Oberfläche des Akromion.
  Pars posterior: Lateraler Teil der Spina scapulae.

- **Ansatz:** Tuberositas deltoidei humeri.

- **Funktion:**
  Gesamter Muskel und Pars intermedia: Abduktion des Oberarms.
  Pars anterior: Abduktion und Flexion sowie Innenrotation bei außenrotiertem Arm. Die caudalen Fasern sind an der Adduktion bis 45° beteiligt.
  Pars posterior: 45°Retroversion und AR der nach innen rotierten Schulter. Abduktion bis ca. 45°.
- **Test:** Der Gesamtmuskel und die Pars intermedia können bequem im Sitzen, Stehen sowie in Bauch- und Rücken-

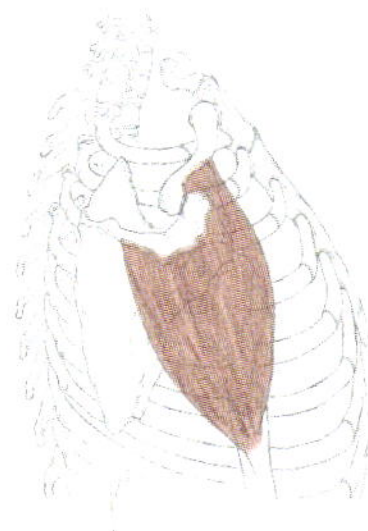

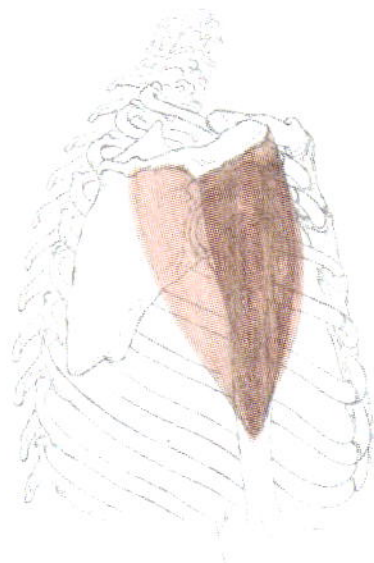

Gesamter Deltoideus (oben); Pars intermedia (unten).

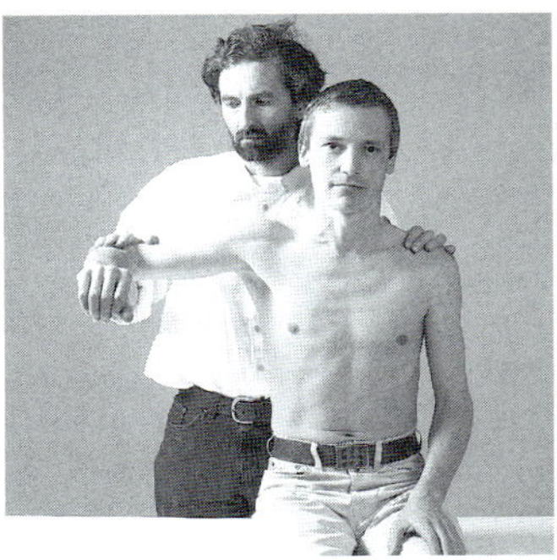

Klassischer Test im Sitzen.

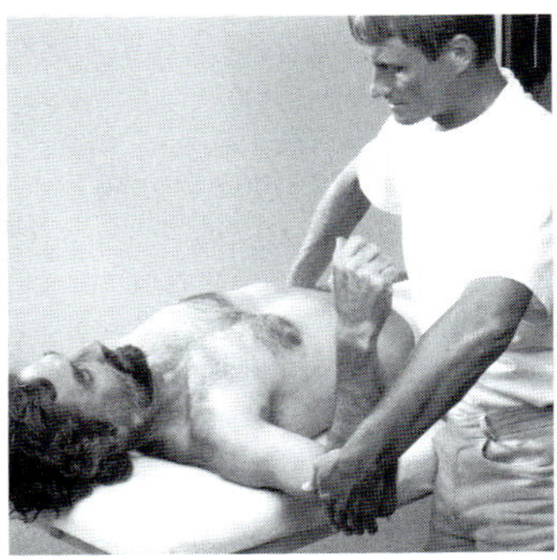

Test des Gesamtmuskels und der pars intermedia in Rückenlage.

lage getestet werden. Der Arm des Patienten wird in 90° Abduktion mit 90° Flexion im Ellbogen gebracht. Der Patient drückt beim Test in Richtung weiterer Abduktion, der Untersucher mit weichem Kontakt über dem distalen Oberarm und dem proximalen Unterarm in Richtung Adduktion. Die stabilisierende Hand des Untersuchers ist auf der anderen Schulter des Patienten und kann so Ausweichbewegungen des Patienten registrieren.

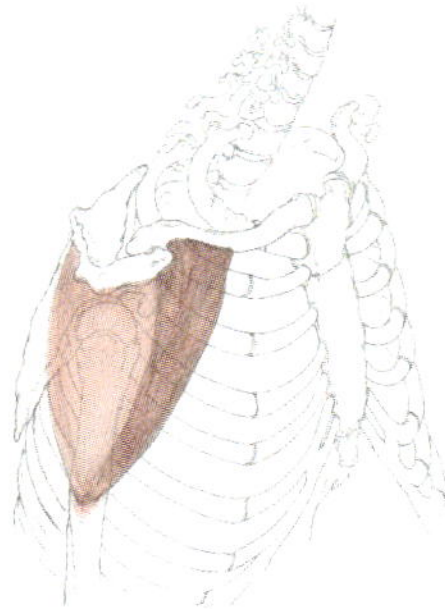

Pars anterior deltoidei.

- **Nerval:** N. axillaris, C 5, 6
- **NL:** *anterior:* 3. ICR parasternal
  posterior: Laminae Th 3/4
- **NV:** Bregma
- **Meridian:** Lunge **Sp:** Lu 5
- **Organ:** Lunge
- **Nährstoffe/Heilmittel:** Vitamin C, Wasser, Beta-Carotin.
  Diese Beziehungen gelten für alle Deltoideus-Anteile.

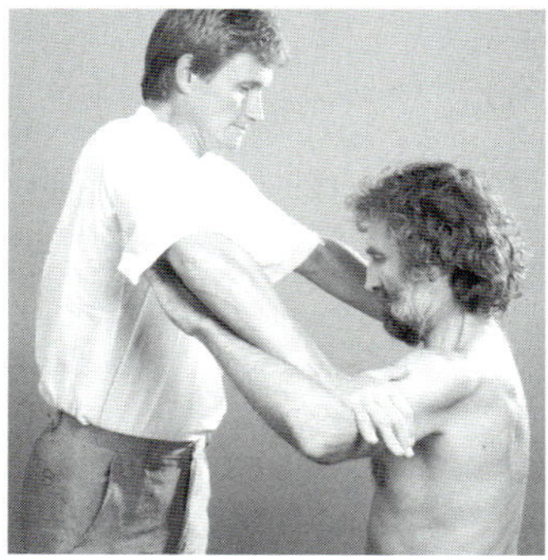

Pars anterior deltoidei: Test im Sitzen.

Testung der *Pars anterior:* Aus der gleichen Ausgangstestposition erfolgt zusätzlich leichte Anteversion mit 45° Außenrotation. Der Untersucher steht vor dem Patienten, legt seinen Unterarm auf jenen des Patienten und nimmt weichen Kontakt oberhalb des Ellbogens; Testvektor schräg nach caudal und dorsal. Der Patient drückt weiter in Abduktion mit einer Flexionskomponente.

Pars posterior: Zur Testausgangsposition kommt eine leichte Retroversion und 45° Innenrotation. Der Untersucher steht hinter dem Patienten und nimmt weichen Kontakt am distalen Oberarmdrittel; Testvektor schräg nach caudal und anterior. Der Patient

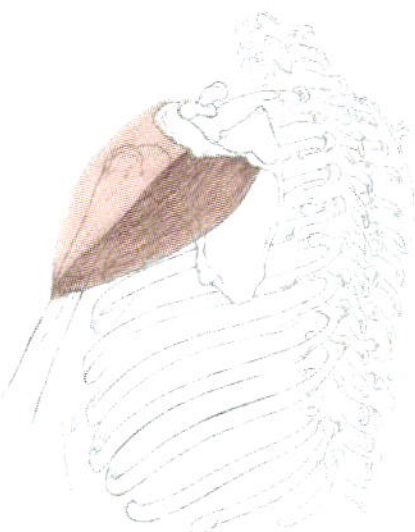

Pars posterior deltoidei.

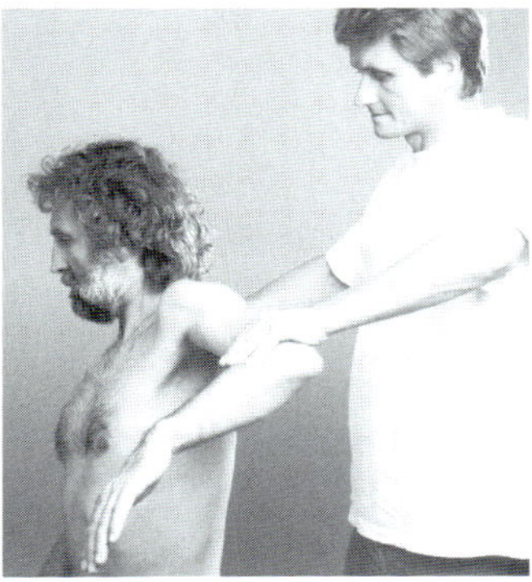

Test des Pars posterior deltoidei.

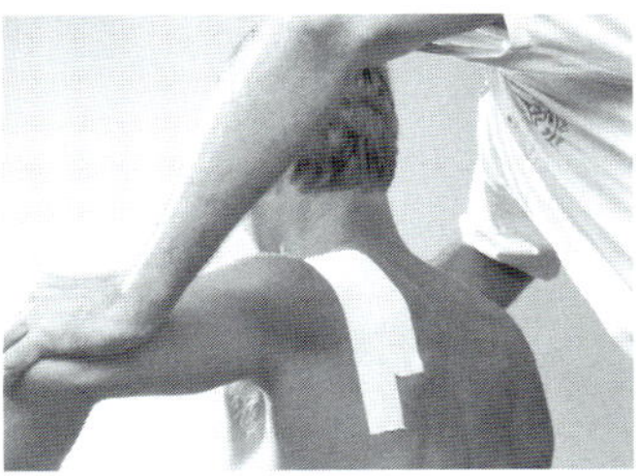

Pars posterior deltoidei: Test mit Approximationstape für das ACG.

drückt weiter in Abduktion mit einer Extensionskomponente.

> **Beachte:**

- Der Deltoideus ist der ›Lieblingsmuskel‹ der ›Kinesiologen‹ und deshalb einer der am häufigsten falsch getesteten Muskeln. Tatsächlich ist er oft beidseits hyperton oder schwach als Folge von Fixationen des HWS/ BWS-Übergangs und dann als Indikatormuskel denkbar ungeeignet!
- Schmerz an den typischen Tennisellbogenpunkten und Kontakt am Sedierungspunkt Lu 5 vermeiden!
- Die häufige beidseitige Schwäche der pars posterior ist meistens durch Fascienprobleme der verkürzten Pectorales bedingt.
- Bei einseitiger Schwäche ist zuerst ein reaktives Muster zur pars anterior auszuschließen.
- Nach Traumen besteht häufig ein reaktives Muster zwischen den verschiedenen Anteilen des Deltoideus. Achte auch auf die häufig übersehenen Ursprung-/Ansatzläsionen und (Impf-)Narben in diesem Bereich.
- Die Deltoideusanteile sind wichtige muskuläre Stabilisatoren des ACG. Ihre Rehabilitation steht bei ACG-Problemen im Vordergrund. Unvollständig ausgeheilte ACG-Verletzungen führen zur Schwächung von Deltoideusanteilen; dann steigert eine Approximationshilfe (Kompression) des ACG sofort die Kraft der abgeschwächten Muskulatur.

> **Schwächezeichen (alle Anteile):**

- Der Patient neigt sich von der Testseite weg.
- Der Patient versucht, die Flexion im Ellbogengelenk zu erhöhen.
- Der Patient versucht, durch Änderung der Rotationsposition des Oberarms andere Muskeln zu rekrutieren. Dies ist leicht ersichtlich, wenn der Unterarm nicht mehr genau horizontal steht.

> **Alternative Testpositionen:** Ist der Patient sehr muskelkräftig im Verhältnis zum Untersucher, kann der Test am geraden Arm ausgeführt werden. Auch hierbei ist auf die Neutralstellung zu achten und der Patient darf durch den wesentlich höheren Hebel nicht überfordert werden. Kontakt am Handgelenk oder distal davon ist zu vermeiden.

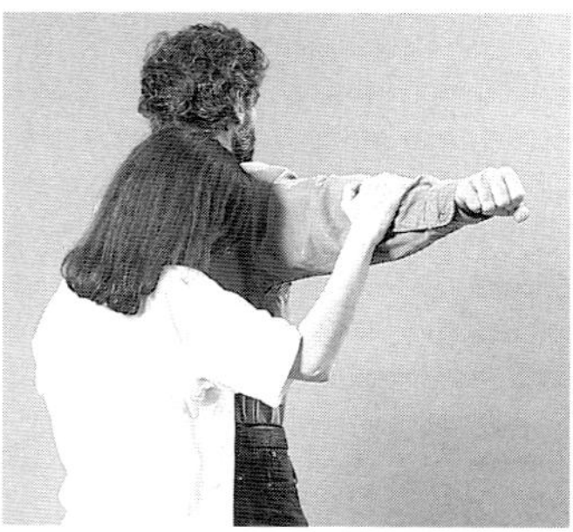

Alternative Testposition, wenn z.B. eine zarte Frau wesentlich kleiner und weniger muskelkräftig ist als ein zu untersuchender Mann.

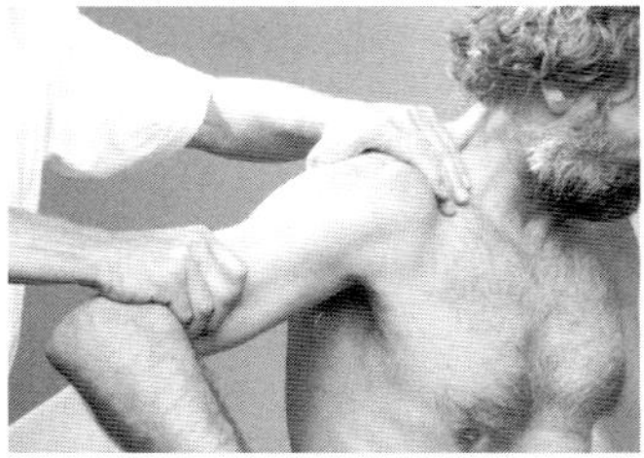

Häufiger Testfehler durch TL zum Sedierungspunkt Lu 5.

Extensor carpi radialis

Hierbei werden zwei im AK-Test nicht voneinander unterscheidbare Muskeln – Extensor carpi radialis brevis und longus – zusammengefaßt.

> **Ursprung:** Epicondylus lateralis humeri und Septum intermusculare.

> **Ansatz:** *brevis:* Dorsale Basis des Metacarpale III.
> *longus:* Dorsale Basis des Metacarpale II.

> **Funktion:** Handextension und Radialabduktion.

> **Test:** 80 %ige Pronation, Faustschluß sowie maximale Extension und Radialabduktion der Hand. Die Stabilisationshand nimmt weichen Kontakt am Unterarm, die Testhand dorsal über dem Metacarpale II. Testvektor in Richtung Flexion und Ulnarabduktion. Der Patient drückt in Richtung Extension und Radialabduktion.

> **Nerval:** N. radialis C 6–8

> **Schwächezeichen:** Leichte Ulnardeviation und verminderte Extensionskraft der Hand.

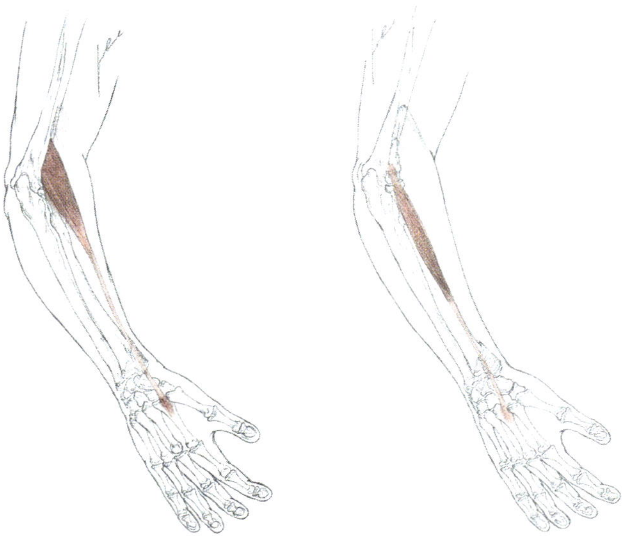

Extensor carpi radialis longus (links); Extensor carpi radialis brevis (rechts).

> **DD:** Wichtiger Testmuskel bei Verdacht auf Kompression des N. radialis proximal des Ellbogengelenkes – oberhalb des Durchtritts durch den M. supinator (Oberarmfraktur; „Parkbank-Lähmung"). Unbedingt zu testen bei Tennisellbogen-Beschwerden (intramuskuläre Läsionen zu beachten).

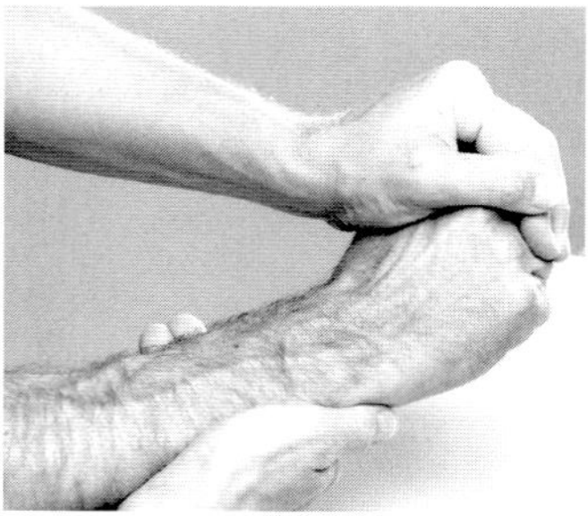

Extensor carpi radialis: Testvariante A.

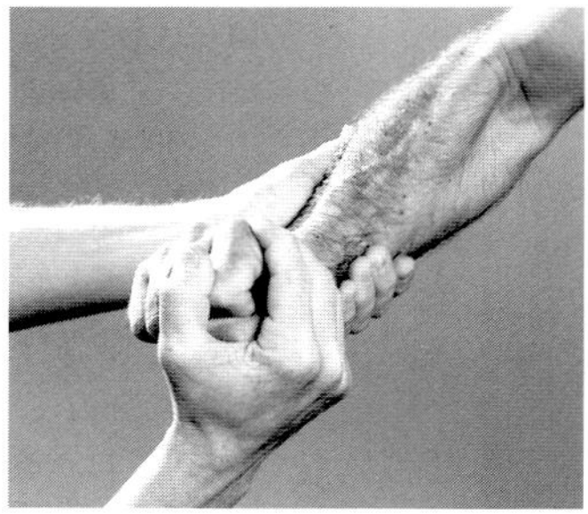

Extensor carpi radialis: Testvariante B.

Extensor carpi ulnaris

- **Ursprung:** Epicondylus lateralis humeri.
- **Ansatz:** Metacarpale IV und V.
- **Funktion:** Handextension und Ulnarabduktion.
- **Test:** Unterarm in voller Pronation, Faustschluß und maximaler Extension mit Ulnarabduktion des Handgelenkes. Stabilisation des distalen Unterarms. Die Testhand nimmt weichen Kontakt dorsal zum Metacarpale IV und V; Testvektor in Richtung Flexion und Radialabduktion. Der Patient drückt in Richtung Extension und Ulnarabduktion.
- **Nerval:** N. radialis C 6–8
- **DD:** Dies ist ein wichtiger Testmuskel bei Verdacht auf Kompressionssyndrom des N. radialis im Supinatorschlitz. Dabei testet er typischerweise schwach bei gleichzeitiger maximaler Supination.

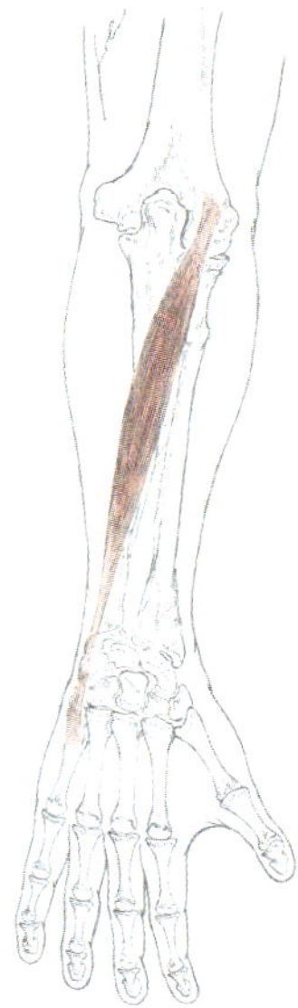

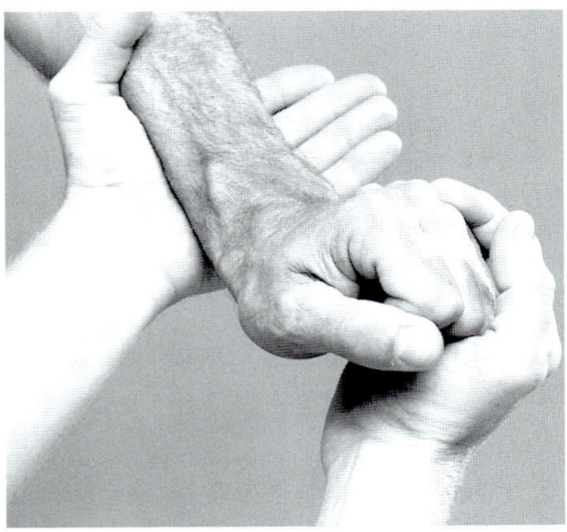

Test des Extensor carpi ulnaris.

Extensor digitorum

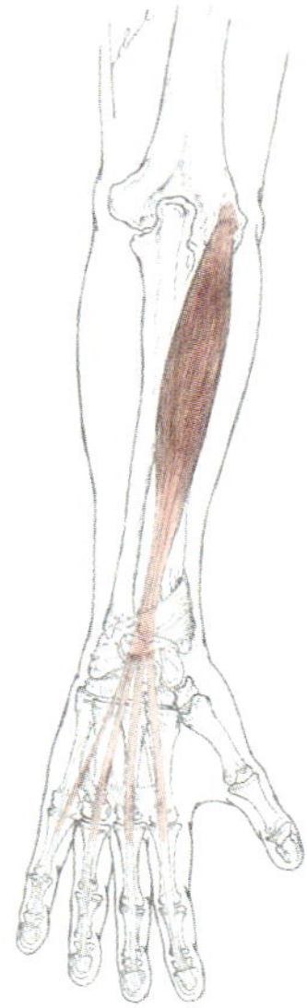

> **Ursprung:** Epicondylus lateralis humeri und tiefe Fascia antebrachii.

> **Ansatz:** Basis der proximalen Phalangen der Finger II–V.

> **Funktion:** Extension der MCP-Gelenke II–V sowie Unterstützung der Handextension.

> **Test:** Extension der Hand und der MCP-Gelenke II–V. Maximale Flexion der Interphalangealgelenke. Stabilisationshand nimmt weichen Kontakt am Unterarm. Testvektor in Richtung Flexion der MCP-Gelenke II–V. Der Patient drückt in Richtung Extension.

> **Nerval:** N. radialis C 6–8

> **Schwächezeichen:** Verstärkte Palmarflexion des Handgelenkes in Ruhelage.

> **DD:** Dies ist ein wichtiger Testmuskel bei Verdacht auf Läsion des N. radialis im Supinatorschlitz.

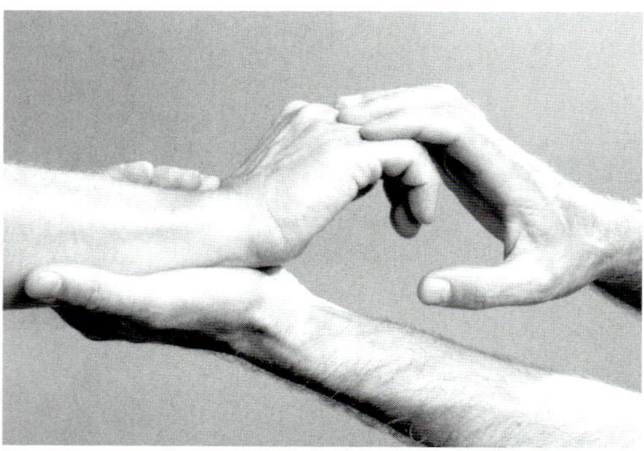

Test des Extensor digitorum.

Extensor hallucis longus

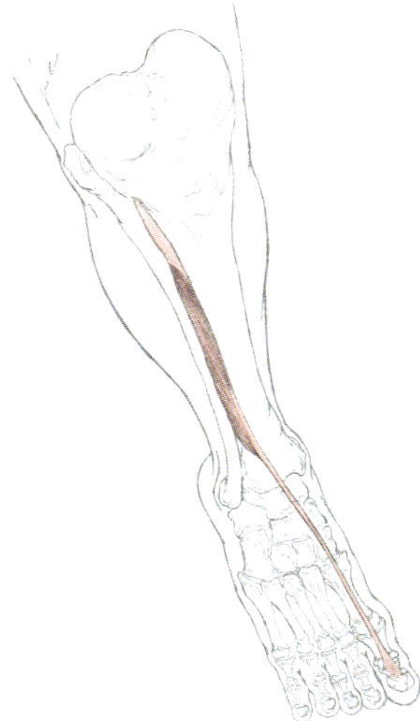

- > **Ursprung:** Fascia medialis fibulae und der Membrana interossea.
- > **Ansatz:** Basis der Endphalanx der Großzehe.
- > **Funktion:** Dorsalflexion des Fußes und der Großzehengelenke.
- > **Test:** Maximale Dorsalflexion der Großzehe. Weicher Kontakt dorsal an der Endphalanx; Testvektor in Richtung Plantarflexion. Der Patient drückt in Richtung Dorsalflexion.
- > **Nerval:** N. peroneus profundus L 4–S 2
- > **Beachte:** Da dieser Muskel von beiden Unterschenkelknochen entspringt und nahe der Syndesmose verläuft, ist er ein idealer Indikatormuskel für Läsionen der tibiofibularen Syndesmose.

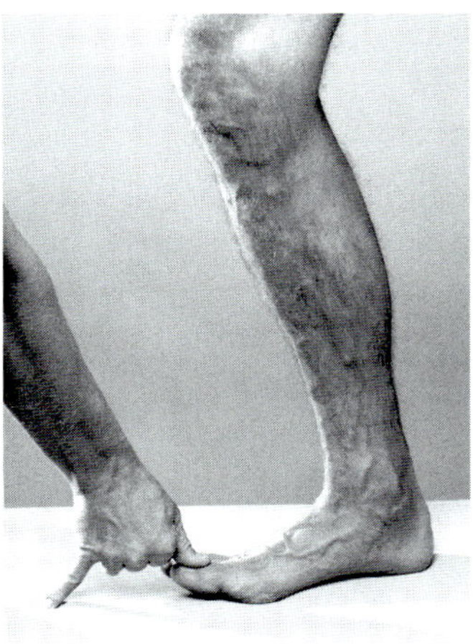

Ideale Testposition bei Verdacht auf Syndesmosen-Läsion: Durch die Gewichtsbelastung des Sprunggelenks in Dorsalextension wird der Stress auf die ventralen Syndesmosenanteile erhöht. Dabei testet der Muskel meistens schwach und wird mit einer Approximationshilfe augenblicklich stark.

Extenso pollicis brevis

- **Ursprung:** Distales Viertel der posterioren Radiusseite.
- **Ansatz:** Dorsale Basis der proximalen Daumenphalanx.
- **Funktion:** Abduktion und völlige Extension des Daumens bis zum MCP-Gelenk I.
- **Test:** Kontakt über der proximalen Phalanx dorsalseitig; Testvektor in Richtung Flexion des MCP-Gelenkes I. Patient drückt in Richtung Extension des MCP-Gelenkes I.
- **Nerval:** N. radialis C 6–8

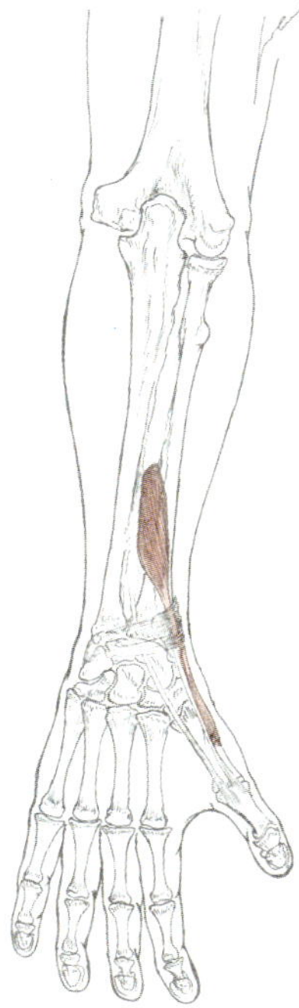

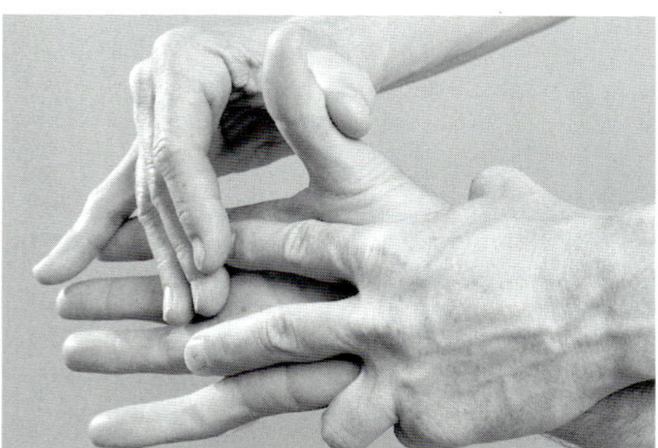

Test des Extensor pollicis brevis.

Extensor pollicis longus

- **Ursprung:** Mittleres bis distales Drittel der Ulnaraußenseite.
- **Ansatz:** Dorsale Basis der distalen Daumenphalanx.
- **Funktion:** Extension der darunterliegenden Gelenke und des Daumens bis zur Endphalanx.
- **Test:** Daumen wird abduziert und völlig extendiert. Die Fixationshand wird unter die proximale Phalanx plaziert; Testvektor in Richtung Flexion mit weichem Kontakt dorsal über der Endphalanx. Der Patient drückt weiter in die Extension.
- **Nerval:** N. radialis C 6–8
- **Beachte:** Dieser Muskel testet beim Supinatorschlitz-Syndrom und gleichzeitiger Anspannung des Supinators schwach.

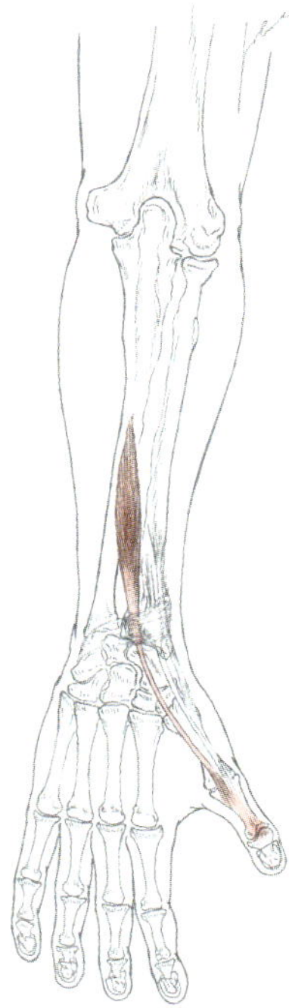

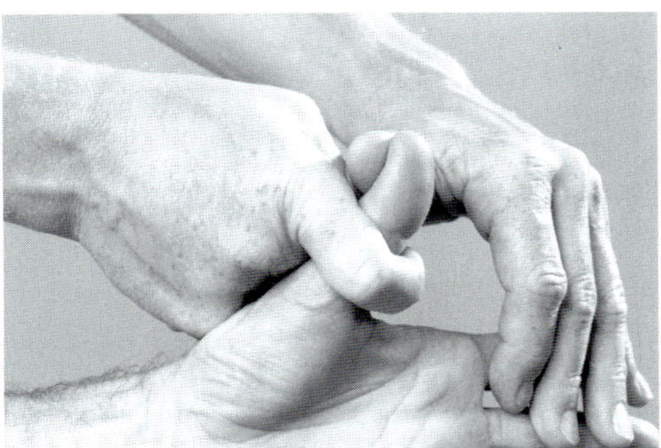

Test des Extensor pollicis longus.

Flexor carpi radialis

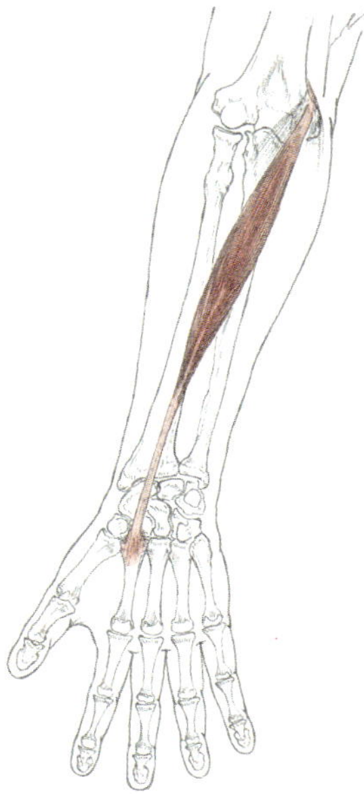

- **Ursprung:** Epicondylus medialis humeri und Septum intermusculare.
- **Ansatz:** Basis des Metacarpale II und III.
- **Funktion:** Flexion und Radialabduktion der Hand. Unterstützt die Pronation.
- **Test:** Faustschluß und maximale Handflexion und Radialabduktion sowie unvollständige Supinationsstellung (3/4-Supination). Stabilisationshand nimmt weichen Kontakt am Unterarm. Die Testhand nimmt Kontakt über der palmaren Fläche des Daumens und der Thenarmuskulatur; Testvektor in Richtung Extension und Ulnarabduktion des Handgelenkes. Der Patient drückt in Richtung Flexion und Radialabduktion.
- **Nerval:** N. medianus C 6, 7
- **Schwächezeichen:** Leichte Ulnardeviation und verminderte Flexionskraft der Hand.
- **DD:** Dies ist ein wichtiger Testmuskel bei Kompression des N. medianus oberhalb des Handgelenks und distal des Pronator teres-Durchtrittes.

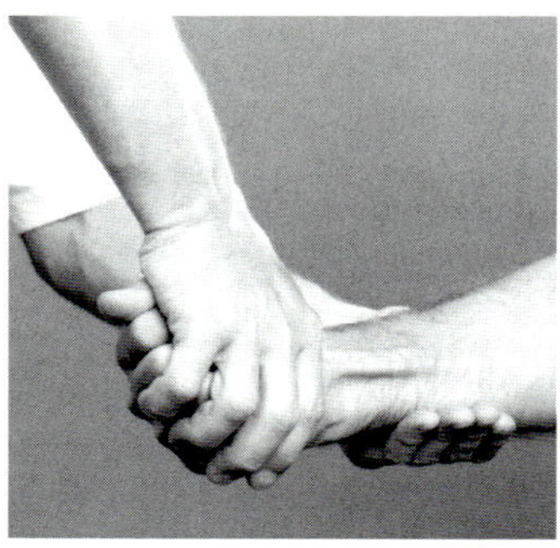

Test des Flexor carpi radialis.

Flexor carpi ulnaris

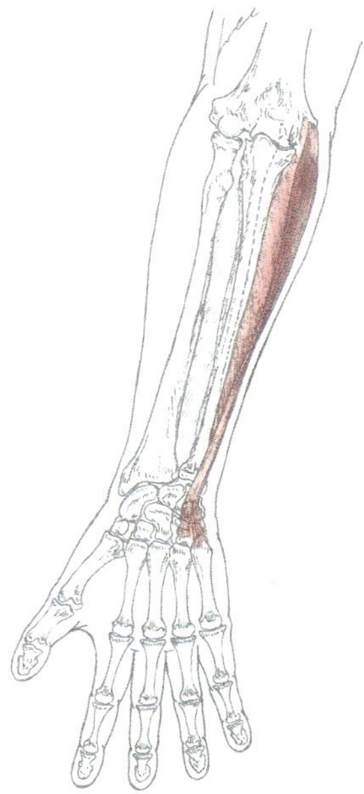

> **Ursprung:** *Humeraler Kopf:* Epicondylus medialis.
> *Ulnarer Kopf:* Olecranon, proximales Drittel der posterioren Ulnarseite und Septum intermusculare.

> **Ansatz:** Os pisiforme und Basis der beiden ulnaren Mittelhandknochen.

> **Funktion:** Flexion und Ulnarabduktion der Hand.

> **Test:** Faustschluß mit maximaler Handflexion und Ulnarabduktion. Stabilisation über weichen Kontakt am Unterarm. Die Testhand nimmt weichen Kontakt über dem Hypothenar palmar; Testvektor in Richtung Extension und Radialabduktion. Der Patient drückt in Richtung Flexion und Ulnarabduktion.

> **Nerv:** N. ulnaris C 7, 8, Th 1

> **Schwächezeichen:** Radialdeviation und Kraftverlust bei Handflexion.

> **DD:** Wichtiger Testmuskel beim Sulcus ulnaris-Syndrom, weil die Innervation nach dem Sulcus ulnaris-Durchtritt erfolgt. Da bei den Thoracic-outlet-Syndromen (Costoclavicular-, Scalenuslücken-Syndrom) zuerst das caudalste Nervenbündel (N. ulnaris) irritiert wird, ist der Flexor carpi ulnaris in bestimmten Provokationspositionen der ideale Testmuskel. Reagiert bereits auf geringe Nervenbedrängung.

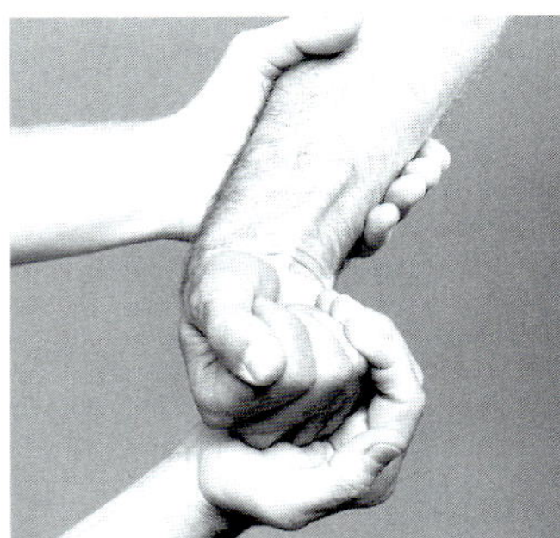

Test des Flexor carpi ulnaris.

Flexor digiti minimi

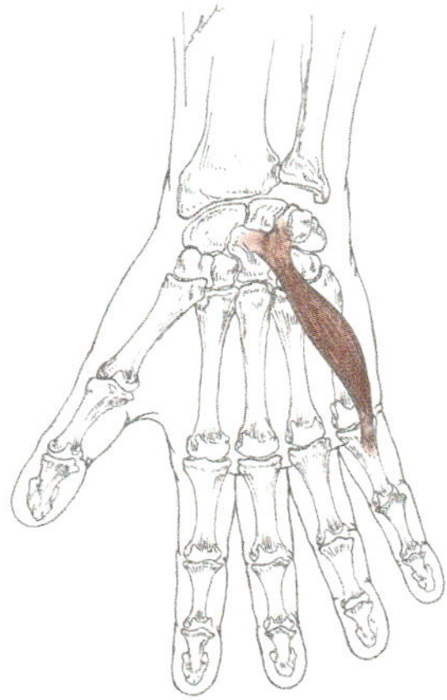

- > **Ursprung:** Hamulus ossis hamati und Retinaculum flexorum.
- > **Ansatz:** Basis der proximalen Kleinfingerphalanx.
- > **Funktion:** Flexion des MCP-Gelenks V; unterstützt die Opposition des kleinen Fingers.
- > **Test:** 90°-Flexion des MCP-Gelenks sowie Extension der Interphalangealgelenke; weicher Kontakt palmarseitig über der proximalen Phalanx des Kleinfingers; Testvektor in Richtung Extension des MCP-Gelenkes V. Der Patient drückt in Richtung Flexion des MCP-Gelenkes V.
- > **Nerval:** N. ulnaris C 8,Th 1
- > **DD:** Wichtiger Testmuskel für die Wurzel C 8 und das Ulnartunnel-Syndrom.

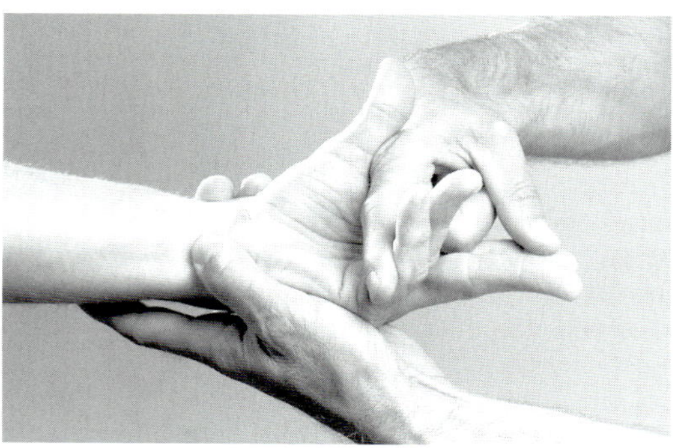

Test des Flexor digiti minimi.

Flexor digitorum profundus

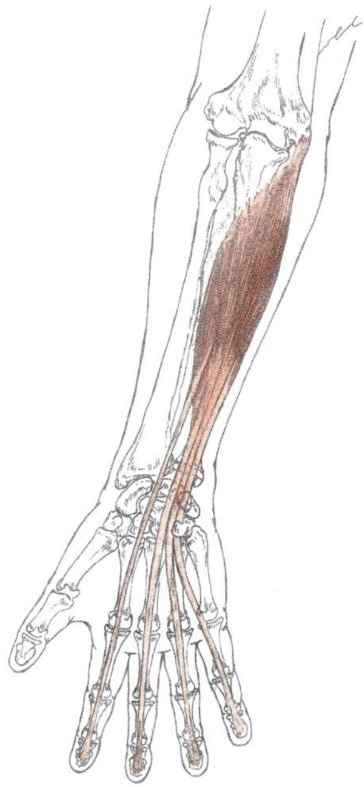

- **Ursprung:** Proximale drei Viertel der Ulna, der Membrana interossea und der tiefen Fascia antebrachii.
- **Ansatz:** Vorderfläche der distalen Fingerphalangen II–V.
- **Funktion:** Flexion der Hand- und Fingergelenke.
- **Test:** Extension der MCP- und der PIP-Gelenke II–V. Flexion der DIP-Gelenke II–V. Die Stabilisationshand umfaßt mit weichem Kontakt von palmar die Proximal- und Mittelphalanx und fixiert dabei die Extension im PIP-Gelenk. Die Testhand nimmt weichen Kontakt von palmar an der Endphalanx; Testvektor in Richtung Extension des DIP-Gelenkes. Patient drückt in Richtung Flexion des DIP-Gelenkes. Jeder Finger wird separat getestet.
- **Nerval:** N. medianus C 6, 7 für Dig. II und III
N. ulnaris C 7, 8, Th 1 für Dig. IV und V.
- **Schwächezeichen:** Schwierigkeiten beim Aufheben kleiner Gegenstände.
- **DD:** Wichtiger Testmuskel bei Engpaßsyndromen des N. medianus oder ulnaris.

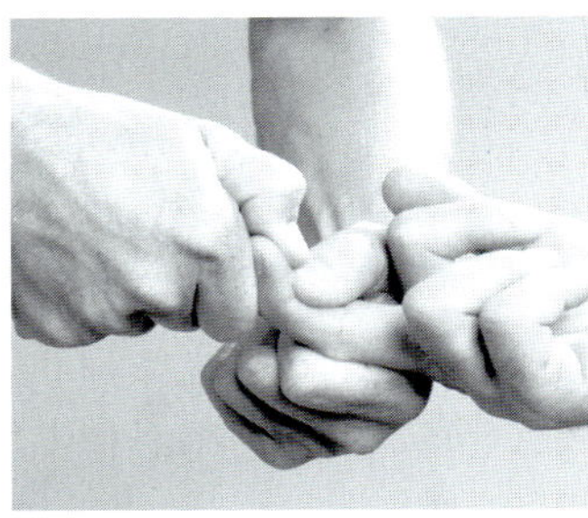

Test des Flexor digitorum profundus.

Flexor digitorum superficialis

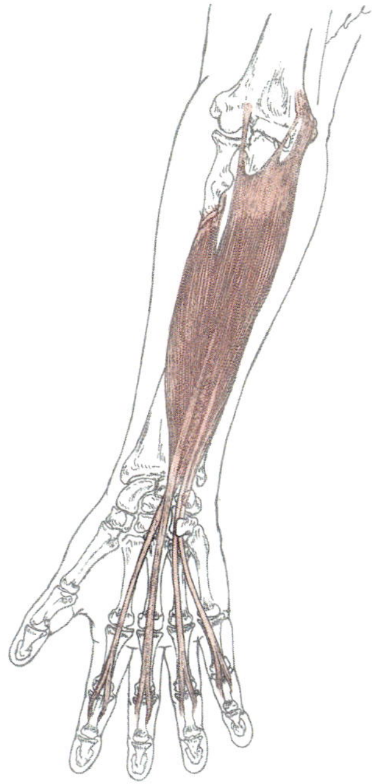

- **Ursprung:** *Humeraler Kopf:* Epicondylus medialis, Lig. collaterale ulnare und der tiefen Fascia antebrachii.
  Ulnarer Kopf: Processus coronoideus ulnae.
  Radialer Kopf: Linea obliqua des Radius.
- **Ansatz:** Mit gespaltener Sehne für den Sehnendurchtritt des Flexor digitorum profundus an der Mittelphalanxbasis der Finger II bis V.
- **Funktion:** Hauptsächlich Flexion der proximalen Interphalangealgelenke (PIP) II – V und Unterstützung der Handflexion.
- **Testposition:** Flexion der PIP-Gelenke II–V. Extension der distalen Interphalangealgelenke (DIP) II–V.

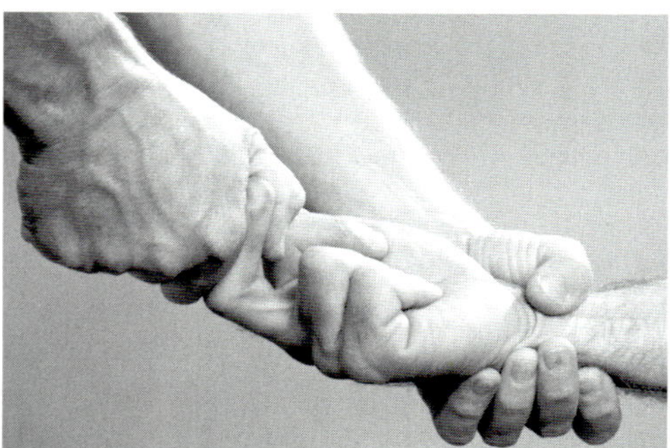

Test des Flexor digitorum superficialis. Zur besseren Einsicht wurde hierbei auf die Fixation des MCP-Gelenkes III verzichtet.

Die Stabilisationshand fixiert mit weichem Kontakt ein MCP-Gelenk (z.B: III) von palmar und dorsal. Die Testhand übt über weichen Kontakt sowie fixierter Extensionsstellung im DIP-Gelenk einen Testdruck in Richtung Extension im PIP-Gelenk aus. Der Patient drückt in Flexion des PIP-Gelenkes.

> **Nerval:** N. medianus C 6, 7

> **Schwächezeichen:** Auffallend schwacher Händedruck.

> **DD:** Die Nervenversorgung erfolgt distal vom Pronator-teres-Durchtritt und proximal vom Carpaltunnel. Wichtiger Testmuskel bei allen Fragestellungen bezüglich einer N.-medianus-Kompression. Die Testung unter gleichzeitiger Kontraktion des Pronator teres führt bei einer Nervenbedrängung zur Abschwächung.

Flexor hallucis brevis

- **Ursprung:** Plantare Fläche des Os cuboideum und cuneiforme laterale.

- **Ansatz:** Mediale, laterale Fläche der plantaren, proximalen Großzehenphalanxbasis.

- **Funktion:** Flexion der proximalen Großzehenphalanx.

- **Test:** *a)* In Rückenlage: Flexion der proximalen Großzehenphalanx, Extension der Endphalanx. Stabilisationshand am Metatarsale I dorsal. Die Testhand nimmt weichen Kontakt von plantar und dorsal, so daß die Endphalax in Extension fixiert wird. Der Patient drückt in Richtung Flexion. Testvektor in Richtung Extension der proximalen Phalanx.
  b) Stehend: Der Daumen oder Zeigefinger des Therapeuten wird plantar unter die proximale Phalanx gelegt. Der Patient drückt in Richtung Großzehenflexion. Testvektor in Richtung Extension der proximalen Phalanx.

- **Nerval:** N. plantaris L 5, S 1

- **Schwächezeichen:** Großzehenextension während des Abrollens in der Gangphase.

- **DD:** Wichtiger Testmuskel bei der Evaluation des Tarsaltunnel-Syndroms. Da seine Innervation distal vom Tarsaltunnel erfolgt, wird dieser Muskel bei Kompression des N. plantaris im Tarsaltunnel schwach testen.

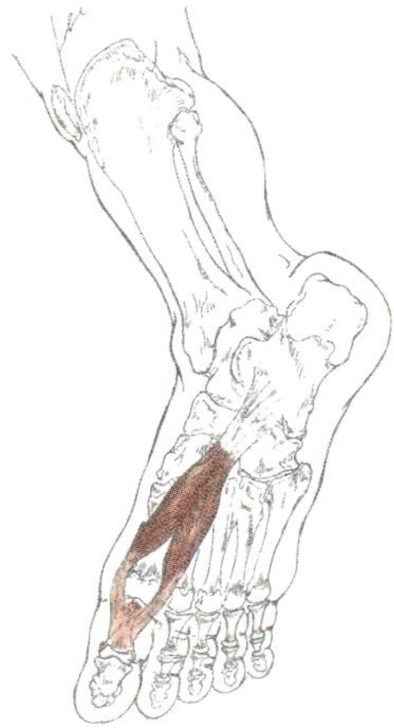

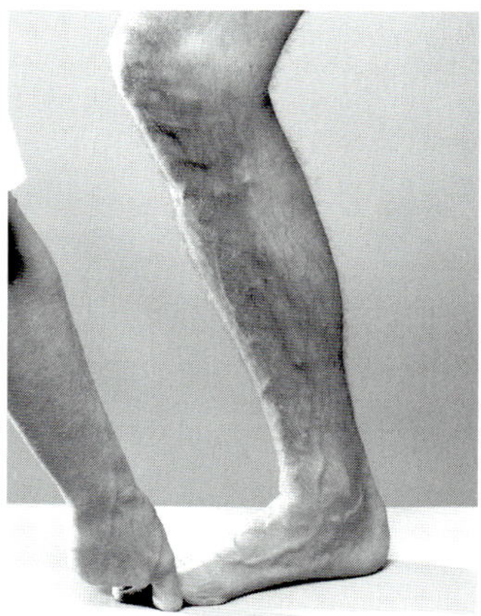

Flexor hallucis brevis: Test im Stehen. Durch die Gewichtsbelastung des Vorfußes mit Dorsalextension im Sprunggelenk wird der Stress auf den Tarsaltunnel erhöht.

Flexor hallucis longus

> **Ursprung:** Distale zwei Drittel der Fibula und Septum intermusculare.

> **Ansatz:** Basis der Großzehen-Endphalanx.

> **Funktion:** Flexion der distalen Phalanx sowie Plantarflexion und Supination des Vorfußes. Stabilisation in der mittleren Gangphase.

> **Test:** *a)* In liegender Position: Stabilisation der proximalen Phalanx von dorsal. Weicher Kontakt von plantar an der Endphalanx. Der Patient drückt die Endphalanx in Richtung Plantarflexion. Testvektor in Richtung Extension der Endphalanx. *b)* In stehender Position: Der Therapeut legt seinen Daumen oder Zeigefinger unter die Endphalanx und fordert den Patient auf, die Großzehe zu flektieren. Testvektor in Richtung Extension der Endphalanx.

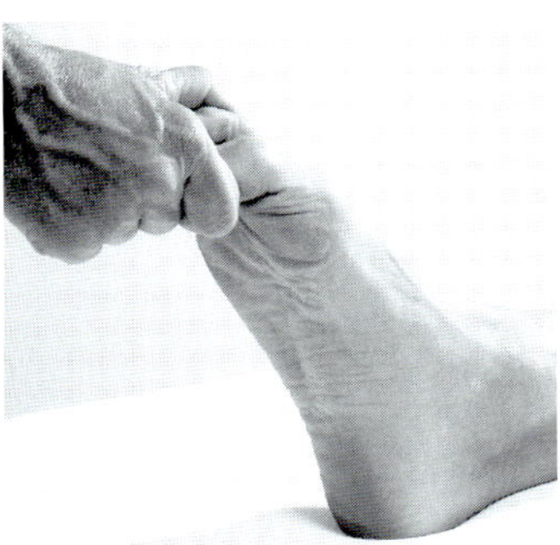

Test des Flexor hallucis longus.

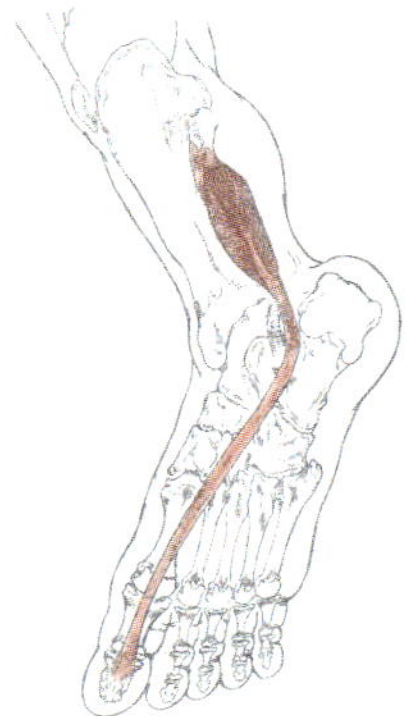

> **Nerval:** N. tibialis L 5, S 1, 2

> **NL:** *anterior:* Ramus inferior ossis pubis lateral der Symphyse.
> *posterior:* zwischen SIPS und Proc. spinosus L 5.

> **NV:** Eminentia frontalis

> **Schwächezeichen:** Zehenstreckung beim Gehen. Hammerzehenbildung. Vorfußinstabilität in der mittleren Gangphase.

> **DD:** Wichtiger Testmuskel beim Tarsaltunnel-Syndroms, da seine Innervation oberhalb des Tarsaltunnels erfolgt. Eine Schwäche dieses Muskels ist oft assoziiert mit einer Schwäche des Tibialis posterior aufgrund eines caudal subluxierten Naviculare. Wichtig ist es, bei der Testung im Stehen das Körpergewicht auf den Vorfuß zu verlagern, um so oft versteckte Subluxationen zu erfassen.

Flexor pollicis brevis

> **Ursprung:** *Oberflächlicher Kopf:* Retinaculum flexorum und Os trapezium.
> *Tiefer Kopf:* Os trapezoideum und Os capitatum.

> **Ansatz:** Radiale Seite der proximalen Daumenphalanxbasis.

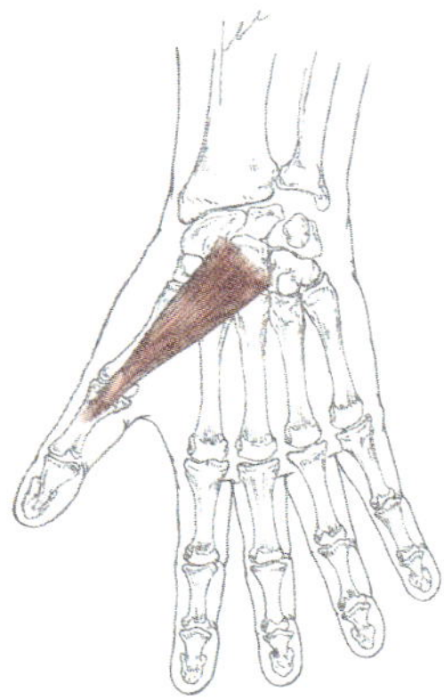

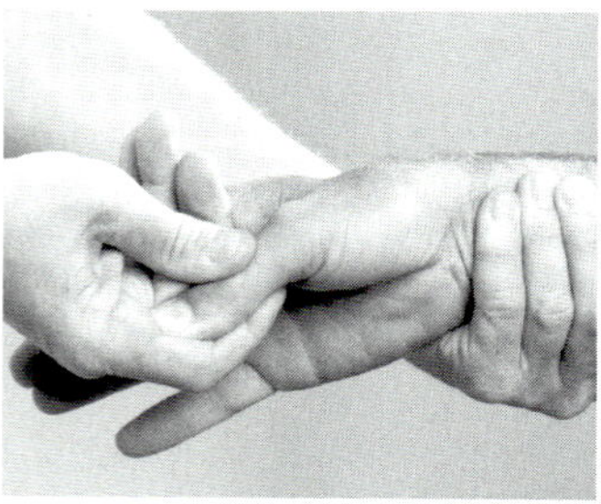

Hier wurde die Testhand zur besseren Demonstration mit dem Daumen-Zeigefingerkontakt angelegt.

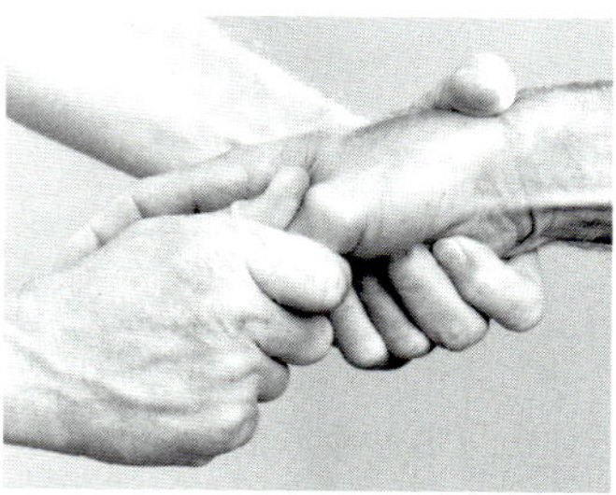

Durch den viel weicheren und sichereren Kontakt mit der geschlossenen Faust ist der Einblick auf die getesteten Fingergelenke verwehrt.

> **Funktion:** Flexion des Carpometacarpal- und Mittelhandgelenkes I.

> **Test:** Daumen abduziert, Flexion des Mittelhandgelenkes sowie Extension des Interphalangealgelenkes (geführt durch die Fixationshand). Weicher Kontakt an der proximalen Phalanx palmarseitig; Testvektor in Richtung Extension des MCP-Gelenkes I. Patient drückt in Richtung Flexion des MCP-Gelenkes I.

> **Nerval:** *Oberflächlicher Kopf:* N. medianus C 6, 7
> *Tiefer Kopf* : N. ulnaris C 8, Th 1

> **Beachte:** Kontakt mit dem MCP-Gelenk I soll vermieden werden, da jegliche Irritation dieses Gelenks, die ja häufig vorkommt, eine Schwächung des Muskels verursachen würde.

Flexor pollicis longus

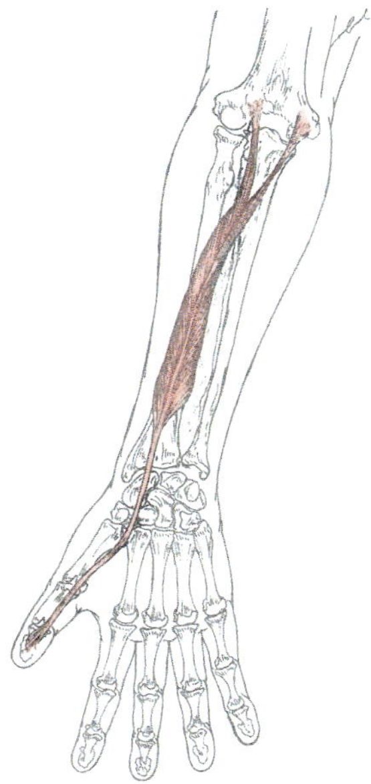

- **Ursprung:** Anteriore Fläche des proximalen Radiusdrittels, Membrana interossea, Proc. coronoideus ulnae und medialer Epicondylus des Humerus.

- **Ansatz:** Palmare distale Daumenphalanxbasis.

- **Funktion:** Flexion aller darunterliegenden Gelenke und des Daumens mit der Endphalanx.

- **Test:** Das MCP-Gelenk wird extendiert, der Daumen insgesamt abduziert und nur das Interphalangealgelenk flektiert. Die Fixationshand hält die Extension des MCP-Gelenkes aufrecht; Testvektor in Richtung Extension mit weichem Kontakt an der distalen Phalanx.

- **Nerval:** N. medianus C 8, Th 1, proximal des Carpaltunnels und distal des Pronator teres-Durchtrittes.

- **Beachte:** Jeglicher Kontakt mit dem MCP-Gelenk ist zu vermeiden, weil jede Gelenksirritation eine Schwäche dieses Muskels provozieren würde. Beim Pronator teres-Syndrom ist dieser Muskel oft bereits im Ausgangsbefund schwach. Testet dieser Muskel bei Bestehen eines Pronator teres-Syndroms stark, läßt sich die Schwäche durch Anspannung des Pronator teres und gleichzeitiger Testung des Flexor pollicis longus auslösen.

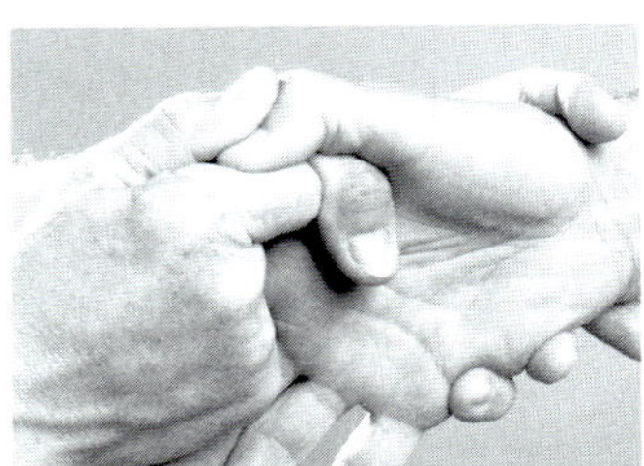

Test des Flexor pollicis longus.

Glutaeus maximus

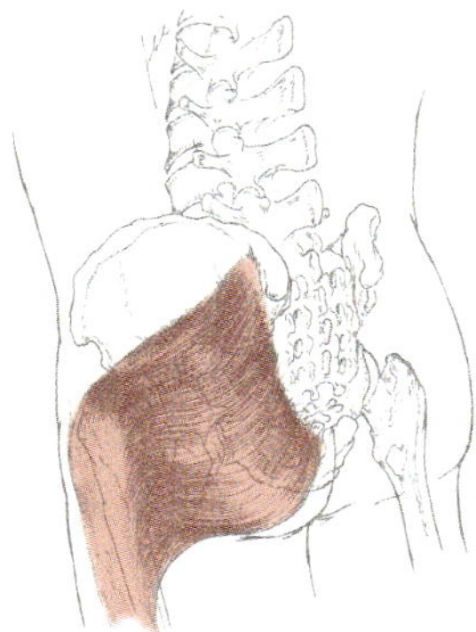

- **Ursprung:** Linea glutea des Ilium, Sehne des Sacrospinalis, dorsale Oberfläche von Sacrum und Coccygeum, Lig. sacrotuberale.
- **Ansatz:** Tuberositas glutea; Septum intermusculare laterale an der Linea aspera des Femurs; über den Tractus iliotibialis in die Fascia lata.
- **Funktion:** Extension im Hüftgelenk; hilft bei der Außenrotation im Hüftgelenk. Dieser Muskel besteht aus 70% Slow-twitch-Fasern und 30% Fast-twitch-Fasern. Die größte Aktivität wird beim Bergaufgehen und Brustschwimmen erzielt. Wichtiger Synergist der Bauchmuskulatur bezüglich des Beckens und der Wirbelsäule.
- **Test:** Gut testbar in Bauchlage, bei entsprechender Stablisierung auch im Stehen. Beugung des Knies bis 90° und dann maximale Extension in der Hüfte. Duch die Beugung des Knies wird die Hamstring-Gruppe aus dem Test genommen. Der Testdruck des Untersuchers erfolgt am distalen Oberschenkel in Richtung Flexion. Entscheidend für einen guten Test ist

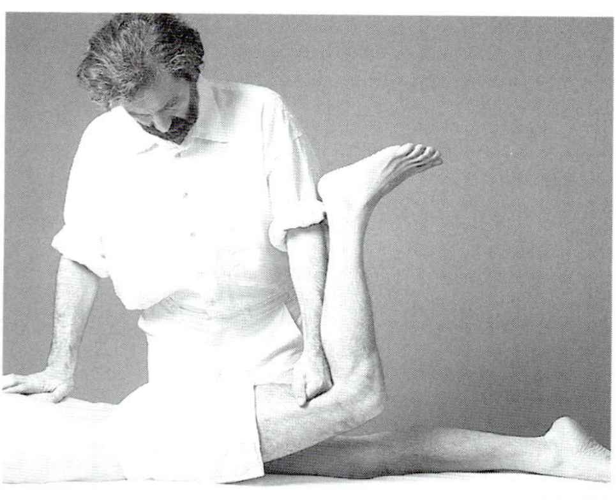

Die Faust als Kontakt dient zum Schutz des Handgelenks des Untersuchers bei muskelkräftigen Patienten!

eine ausreichende Stabilisierung des Beckens! Die Stabilisationshand befindet sich am Schulterblatt der gegenüberliegenden Seite. Wenn die 90° Knieflexion nicht eingehalten werden, kommt es häufig zu Krämpfen in der co-kontrahierenden Hamstringmuskulatur. Der Patient soll auch keine Spitzfußposition durch Anspannung des Triceps surae einnehmen, weil sonst durch Aktivierung der gesamten Streckerkette ein schwacher Glutaeus maximus fälschlich stark testen kann.

> **Schwächezeichen:** Der Patient versucht immer wieder, im Kniegelenk zu strecken und so die Hamstring-Gruppe zu rekrutieren!

> **Kräftigung:** Beste Kräftigungsübung für die Glutaei ist das Treppensteigen mit geradem Oberkörper.

> **Nerval:** N. glutaeus inferior, L 4, 5, S 1, S 2

> **NL:** *anterior:* Gesamte Oberschenkelaußenseite
posterior: Zwischen L 5 und SIPS

> **NV:** 2 QF cranial der Ohrspitze

> **Meridian:** Kreislauf/Sex **Sp:** KS 7

> **Organ:** Reproduktionsorgane

> **Nährstoffe/Heilmittel:** Vitamin E, Niacin, Zink und andere Co-Faktoren

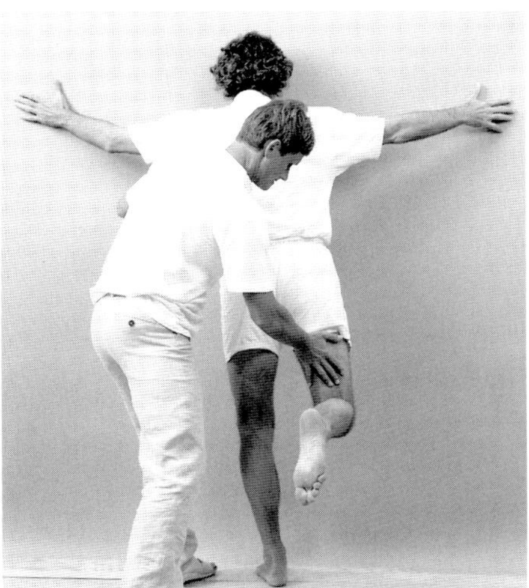

Der Patient steht mit dem Gesicht zur Wand. Bei 90° Beugung im Knie maximale Extension in der Hüfte. Die Stabilisationshand wird von ventral in Höhe der kontralateralen Spina iliaca anterior, die Testhand am distalen Oberschenkel angelegt. Testdruck nach ventral. Patient drückt weiter nach dorsal in Richtung Extension.

der aus Cholesterin hergestellten Sexualhormone. Organextrakte von Reproduktionsorganen, entsprechende Homöopathika inkl. Nosoden und Phytotherapeutika!

> **Beachte:**
- Beidseitige Schwäche des Glutaeus Maximus ist pathognomonisch für eine Fixation in der oberen HWS (klinisch in über 90% der Fälle).
- Bei starker Verkürzung des Hauptgegenspielermuskels Iliopsoas ist häufig kaum eine Extension im Hüftgelenk möglich (umgekehrter Femoralis-Lasegue). Der Iliopsoas ist zuerst mit lokalen Muskeltechniken und den 5 Faktoren des IVF zu stabilisieren; danach erfolgt die neuerliche Testung und Behandlung des Glutaeus maximus. Es sollten auch unbedingt beide Muskeln möglichst in einer Sitzung behandelt werden!
- Laterale Knie-Instabilitäten können einen schwachen Glutaeus maximus als Ursache haben. Zusammen mit dem Tensor fasciae latae spannt er den Tractus iliotibialis. Als wichtiger lateraler Stabilisator des Femurs muß der Glutaeus in diesen Fällen unbedingt korrigiert werden; so lassen sich häufig therapieresistente laterale Kniebeschwerden relativ leicht beheben!
- Zusammen mit Iliopsoas und Piriformis wichtigster SIG-Stabilisator!

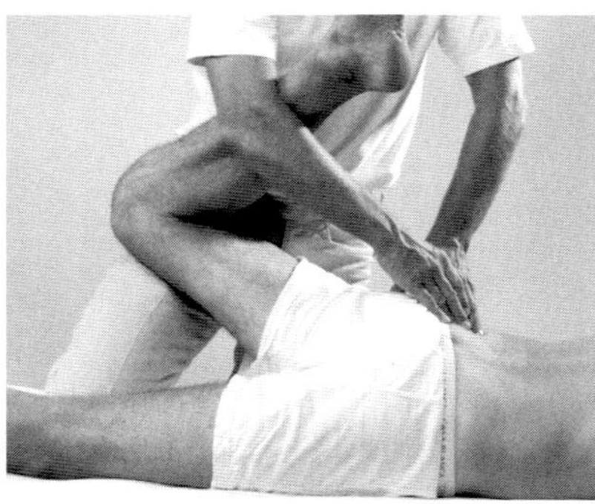

Strain-Counterstrain-Behandlung des Glutaeus maximus. Durch passives Extendieren und Rotieren im Hüftgelenk wird eine optimale schmerzreduzierende Position gesucht und diese mit gleichzeitigem Druck auf die schmerzhafte Stelle in Expiration gehalten. Anschließend passives Zurückführen in die Ausgangsposition.

Glutaeus medius/Glutaeus minimus

- **Ursprung:** Außenfläche der Darmbeinschaufel.
- **Ansatz:** Laterale Oberfläche des Trochanter major.
- **Funktion:** Die beiden Muskeln sind primär Abduktoren mit einer leichten Komponente von Innenrotation; zudem äußerst wichtige laterale Stabilisatoren des Beckens!
- **Test:** Optimal in Seitenlage bei maximaler Extension und Abduktion im Hüftgelenk. Kontakt am distalen Oberschenkel, der Testdruck erfolgt in Richtung Adduktion. Liegt ein Piriformis-Syndrom vor, so wird der Glutaeus medius in dieser Position immer schwach testen, da der Piriformis – beim Versuch, durch Kontraktion das SIG zu stabilisieren – den N. glutaeus superior komprimiert.
- **Beachte:** Der Patient muß das Knie und die Hüfte maximal gestreckt haben und den Muskel in Richtung weiterer Abduktion und Extension kontrahieren.
- **Alternative Testposition:** Am häufigsten werden diese Muskeln in Rückenlage getestet. Dies ist prinzipiell gut möglich; der Patient muß dazu am Rand des Untersuchungstisches liegen, so daß das Bein nach außen und etwas unterhalb des Tischniveaus in volle Abduktion gebracht werden kann.

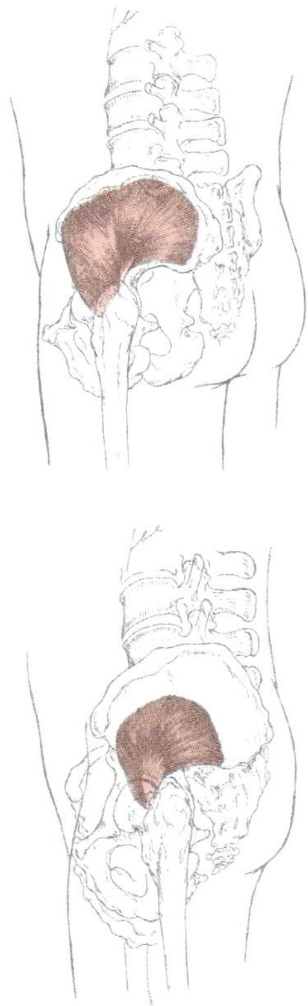

Glutaeus medius (oben); Glutaeus minimus (unten).

- **Schwächezeichen:** Der Versuch des Patienten, aus der Extension in etwas mehr Flexion zu kommen und

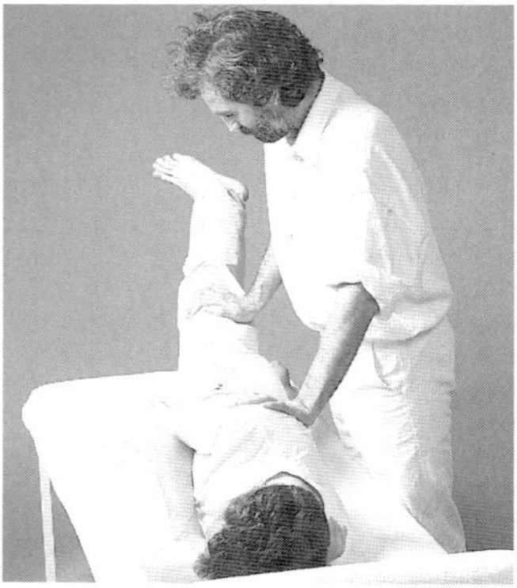

Klassischer Test in Seitlagerung des Patienten

dadurch den Tensor Fasciae latae zu rekrutieren.

> **Nerval:** N. glutaeus superior, L 4–S 1

> **NL:** *anterior:* Ein QF lateral der Symphyse am Ramus superior ossis pubis.
posterior: Zwischen L 5 und SIPS

> **NV:** Eminentia parietalis

> **Meridian:** Kreislauf/Sex **Sp:** KS 7

> **Organ:** Reproduktionsorgane

> **Nährstoffe/Heilmittel:** Vitamin E,

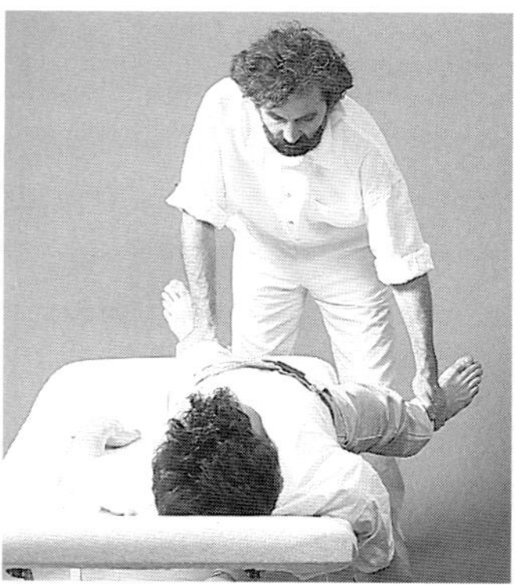

Häufig in der Praxis verwendete alternative Testposition in Rückenlage; es ist darauf zu achten, daß der Patient nahe genug am Rand liegt, so daß er wirklich mit dem Bein nach unten und außen drücken kann!

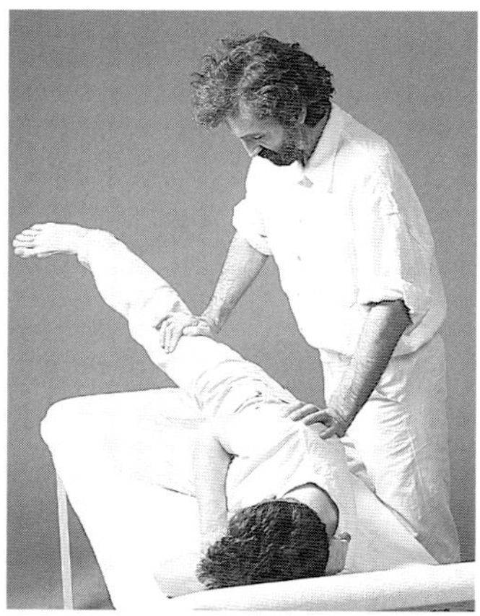

Häufigster Fehler beim Test: Der Patient weicht bei Schwäche des Glutaeus Medius mit dem Bein nach anterior aus und aktiviert so den TFL!

Niacin, Zink und andere Co-Fakoren der aus Cholesterin hergestellten Sexualhormone. Organextrakte von Reproduktionsorganen, entsprechende Homöopathika inkl. Nosoden und Phytotherapeutika!

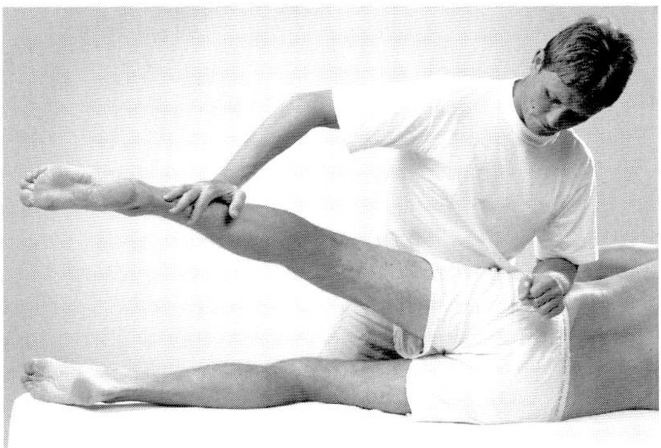

Ideale Testanordnung beim Verdacht auf ein Piriformis-Syndrom und einen schwachen Gluteus medius. Durch Kompression des SIG mit dem Unterarm des Untersuchers wird der Piriformis entlastet. Dabei kommt es sofort zur Stärkung des Glutaeus medius. Testet der Gluteus medius unter SIG-Kompression stark, ist dies der AK-Beweis für ein Piriformis-Syndrom.

Gracilis

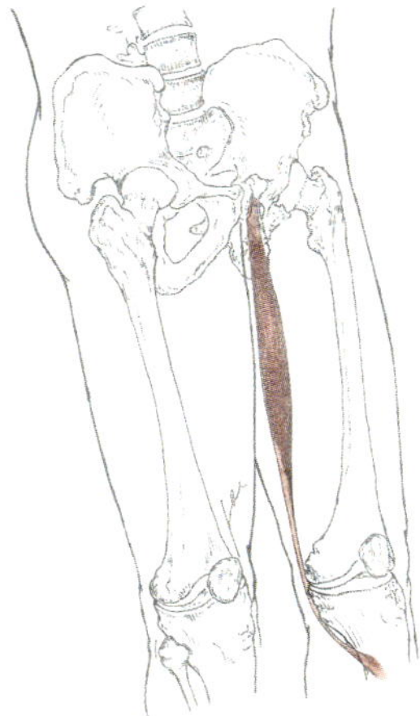

- **Ursprung:** Ramus inferior ossis pubis medial vom Adductor magnus.
- **Ansatz:** Pes anserinus gemeinsam mit der Sartorius- und Semitendinosussehne medial der Tuberositas tibiae.
- **Funktion:** Adduktion und Flexion des Hüftgelenkes. Flexion und Innenrotation des Unterschenkels.
- **Test:** Seitenlage des Patienten. Das Bein wird passiv in 20° Hüftextension und maximale Adduktion gehoben und das gebeugte Knie des Untersuchers zur Stabilisation unterlegt. Das Knie des Patienten wird 20–30° gebeugt und vollständig innenrotiert. Die Stabilisationshand wird knapp oberhalb des Kniegelenks medial anterior plaziert. Die Testhand wird mit breitem Flächenkontakt am distalen Unterschenkel angelegt. Testvektor in Richtung Knieextension mit leicht lateraler Druckkomponente in Richtung Abduktion.

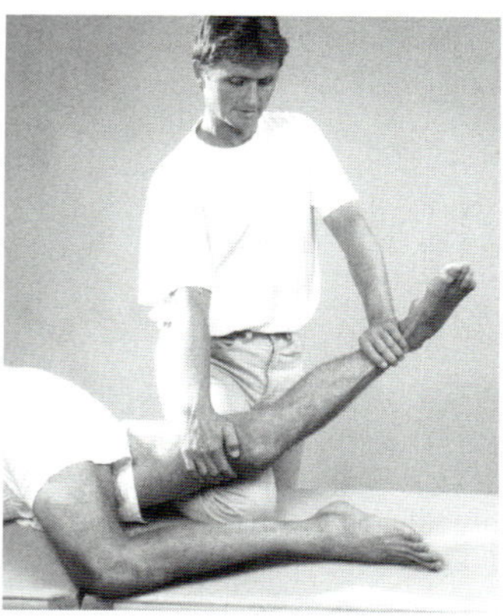

Gracilis-Test.

- **Nerval:** N. obturatorius L 2, 3, 4
- **NL:** *anterior:* 2 QF lateral und 2 QF cranial des Nabels.
  posterior: Zwischen Proc. spinosus und transversus Th 11 und 12.
- **NV:** Lambda.
- **Meridian:** Kreislauf/Sex **Sp:** KS 7
- **Organ:** Nebenniere (Mark)
- **Heilmittel/Nährstoffe:** Vitamin C, Mangan, Tyrosin, B-Komplex, Ginseng, Ingwer, Nebennierenextrakt-

präparate und Homöopathika zur Nebennierenstärkung

> **Schwächezeichen:** Knieinstabilität medial, X-Bein-Stellung. Beim Test versucht der Patient, eine Schwäche durch Außenrotationsbewegung des Hüftgelenkes mit Rekrutierung der Hamstrings zu maskieren.

> **Beachte:** Dies ist einer der schwierigsten Muskeltests und nur sinnvoll durchführbar, wenn man vor Aktivierung des Testmuskels das gesamte Gewicht des Beines hält. Er läßt sich leichter evaluieren, wenn der Patient vorher einige Twist-Tanzschritte in Kniebeugung (maximale Meniskusbelastung) durchführt. Dabei wird der Gracilis stark belastet.

Hamstrings

Unter diesem Namen versteht man die Muskeln Semitendinosus, Semimembranosus und Biceps femoris.

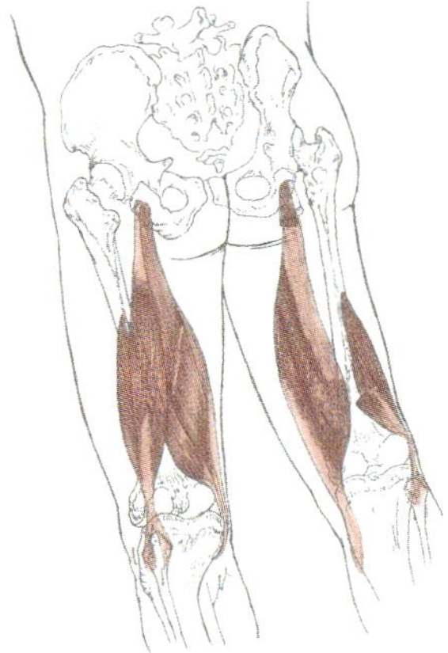

- **Ursprung:** Tuberositas des Os ischium, beim langen Bicepskopf zusätzlich Lig. sacro-tuberale. Der kurze Bicepskopf entspringt vom mittleren Teil der Linea aspera.
- **Ansatz:** Semitendinosus und Semimembranosus zusammen mit dem Sartorius als Pes anserinus am medialen Tibiaplateau und Condylus medialis tibiae. Biceps femoris lateral am Fibulaköpfchen und am lateralen Condylus der Tibia.
- **Funktion:** Beugen im Kniegelenk, Strecken im Hüftgelenk, beteiligt an der Adduktion des Oberschenkels. Knieinnenrotation – Semitendinosus, Semimembranosus; Knieaußenrotation – Biceps femoris.
- **Test:** Idealer Testmuskel in Bauchlage! Das Knie wird etwa 60° gebeugt, der Testdruck des Untersuchers am distalen Unterschenkel geht in Richtung Extension. Je stärker der Patient ist, umso mehr kann

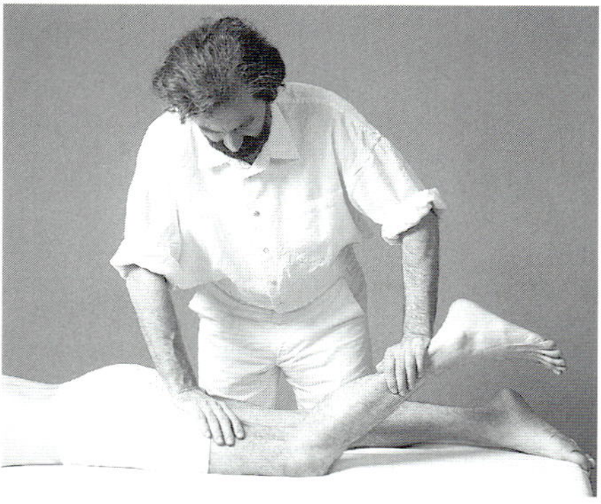

Gruppentest der Hamstringmuskulatur in Bauchlage.

der Test in größerer Extension begonnen werden. Kontakt am Calcaneus ist auf jeden Fall zu vermeiden. In vielen Sportarten entsteht eine erhebliches Kraftdefizit im Vergleich zum Quadriceps femoris (Fußball 10-20:90-80%). Dabei kommt es zur Abschwächung mit rezidivierenden Muskelteilrupturen der Hamstrings. Diese Muskelläsionen sitzen häufig im Bereich der Golgi-Sehnenspindel proximal und verhindern – unbehandelt – langfristig die Ausheilung. Die wichtige Bremsfunktion für das ausschwingende Bein (exzentrische Belastung) nach dem Fußballstoß ist nicht mehr gegeben. Vor der Kräftigung der Hamstrings muß die ventrale Oberschenkelmuskulatur immer gedehnt werden.

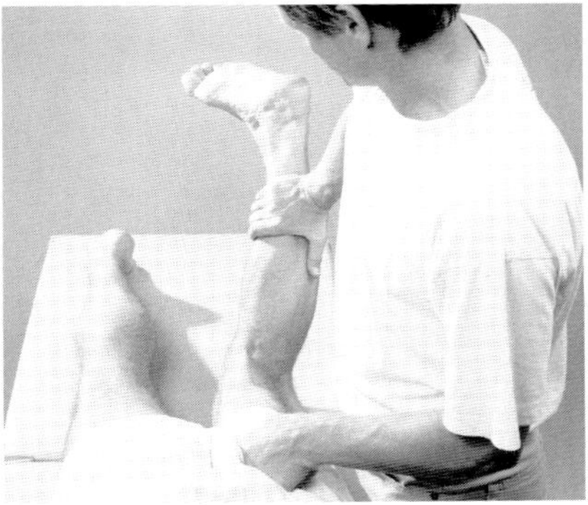

Mediale Hamstrings (Semimembranosus, Semitendinosus) in Bauchlage: Leichte Hüftinnenrotation, vollständige Innenrotation und 60°ige Flexion im Knie. Testdruck über den distalen Unterschenkel in Richtung Extension. Patient drückt in Richtung Flexion.

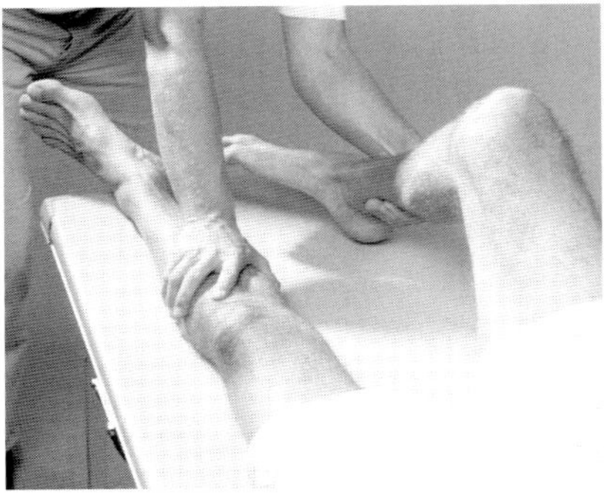

Mediale Hamstrings in Rückenlage: 60°ige Knieflexion mit maximaler Innenrotation. Der Untersucher stützt sich mit der zweiten Hand am Unterschenkel des kontralateralen Beines ab. Die Testhand zieht am distalen Unterschenkel entlang des Tisches in Richtung Extension. Patient drückt in Richtung Flexion.

Bei sehr kräftigen Patienten empfiehlt sich die Abstützung an der jeweiligen Tischkante. Dieser Muskel kann durch verschiedene Testpositionen, wie aus den Abbildungen ersichtlich, leicht in seine medialen und lateralen Anteile differenziert werden. Diese isolierte Testung ist vor allem bei Knie- und Sprunggelenksproblemen wichtig.

Beim Test im Sitzen erhält man gute Informationen über Duraspannung, Imbrication der Intervertebralfacetten und Bandscheibenprobleme.

> **Nerval:** Ischiasnerv, L 4–S 3

> **NL:** *anterior:* Ventral über dem Trochanter minor
posterior: Zwischen L 5 und S 1

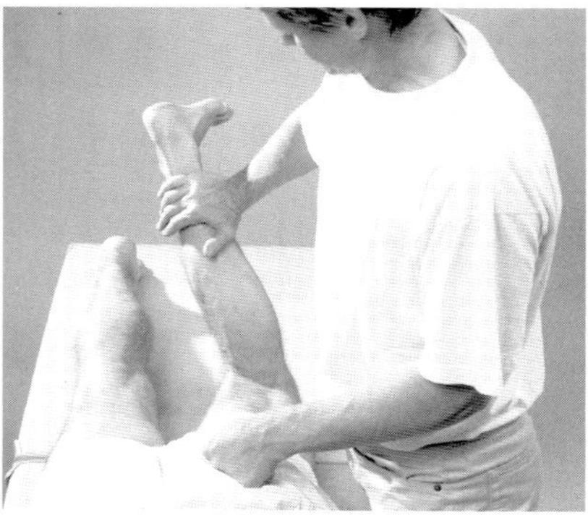

Laterale Hamstrings in Bauchlage: Leichte Hüftaußenrotation, 60°ige Knieflexion und vollständige Außenrotation. Testvektor über Unterschenkelkontakt in Richtung Extension. Patient drückt in Richtung Flexion.

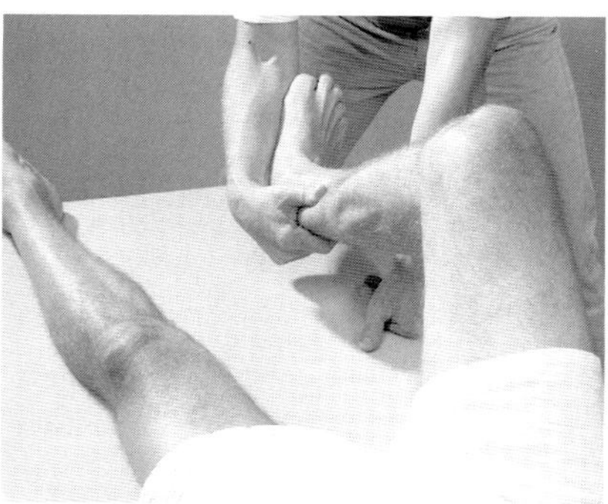

Laterale Hamstrings in Rückenlage: 60°ige Kniebeugung und maximale Außenrotation. Stabilisationshand stützt sich am kontralateralen Unterschenkel oder an Tischkante ab. Die Testhand nimmt weichen Kontakt am distalen Unterschenkel und zieht entlang des Tisches in Richtung Extension. Patient drückt in Richtung Flexion.

> **NV:** Sutura sagittalis zwei QF ventral von Lambda

> **Meridian:** Dickdarm **Sp:** Di 2

> **Organ:** Rectum

> **Nährstoffe/Heilmittel:** Vitamin E. Bei Krampfneigung (siehe unten) an Calcium, Magnesium, Vitamin F und HCl-Regulation des Magens denken!

> **Beachte:**

- Die Hamstrings neigen am meisten von allen Muskeln zu Krämpfen während der AK-Testung; deshalb ist dies ein Muskeltest, bei dem die stabilisierende Hand idealerweise im Muskelbauch des getesteten Muskels selbst liegt (siehe Photo!). Beim akuten Muskelkrampf wirkt der feste Griff in den Muskel hilfreich. Ist die Krampfneigung nicht zu unangenehm für den Patienten, so kann die optimale orthomolekulare Medikation direkt ausgetestet werden: sie reduziert nämlich bei oraler Gabe die Verkrampfungstendenz sofort!!
- Bei bilateraler Schwäche der Hamstrings ist in mehr als 90% der Fälle ein atemabhängiger Sacrumfehler vorhanden.

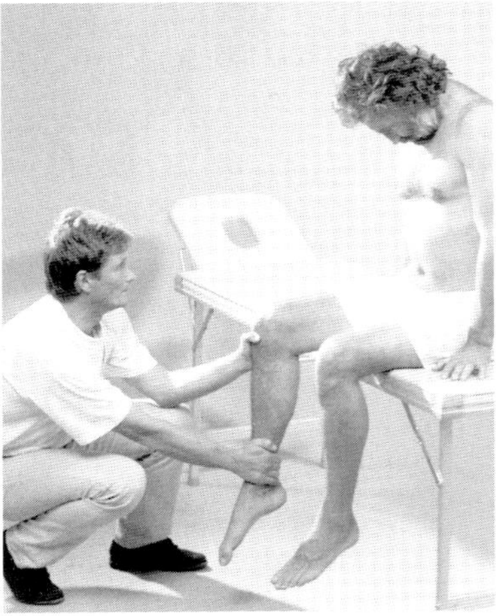

Gruppentest im Sitzen unter Duraspannung: der sitzende Patient flektiert die LWS und maximal die HWS, um die Dura unter Zugspannung zu bringen. Der Patient drückt die Ferse in Richtung Gesäß. Der Untersucher zieht am Unterschenkel in Richtung Extension. Wenn jetzt eine Schwäche auftritt, ist dies ein deutlicher Hinweis auf Durastress. (Im positiven Fall soll in Atemmittellage mit TL weiter untersucht werden.) Der normale Hamstring-Test im Sitzen erfolgt in aufrechter LWS- und HWS-Position bei gleicher Testausgangsposition.

Hamstrings bilateral schwach

⇩

Patient einatmen lassen

⇩

Muskel stark

⇩

Sacrum inspiration assist Korrektur

⇩

Andernfalls: Patient ausatmen lassen

⇩

Muskel stark

⇩

Sacrum expiration assist Korrektur

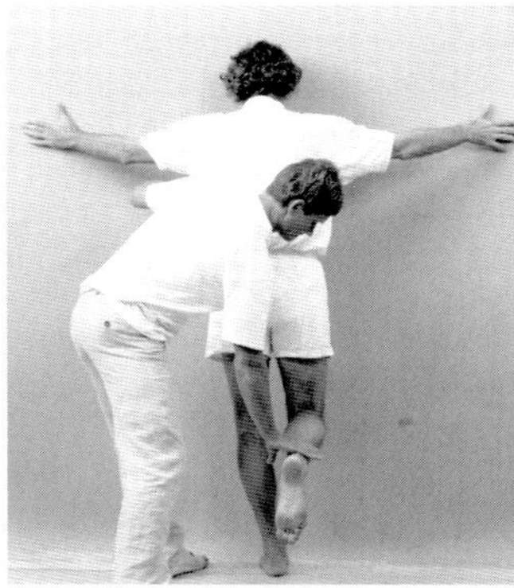

Hamstring-Test im Stehen: Patient steht mit dem Gesicht zur Wand, 90° Knieflexion. Stabilisationshand in Scapulahöhe. Der Testvektor erfolgt über den distalen Unterschenkel nach caudal in Richtung Extension. Patient drückt in Richtung Flexion.

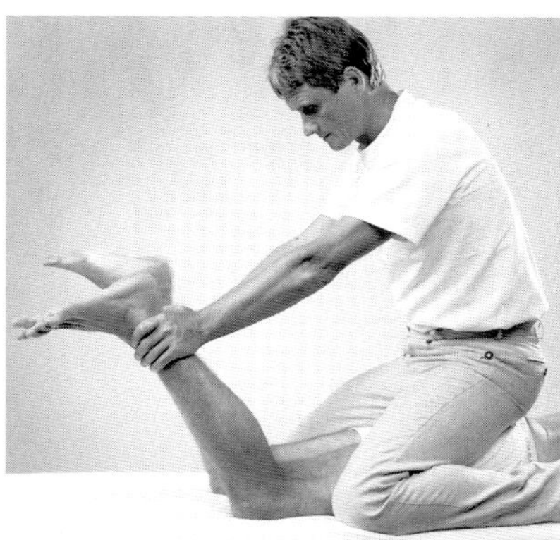

Hamstringskräftigung in Bauchlage mit am Gesäß sitzenden Partner: Über Kontakt an beiden Unterschenkeln gibt der Partner Widerstand gegen die Beugung (konzentrische Kräftigung) und drückt anschließend in die Extension, wobei der Übende nur langsam nachgibt (exzentrische Kräftigung). Der Widerstand soll so dosiert werden, daß nur etwa 10 Wiederholungen möglich sind.

Iliopsoas

Tatsächlich handelt es sich hierbei um zwei Muskeln mit unterschiedlichem Ursprung, aber gleichem Ansatzpunkt und ähnlicher Funktion.

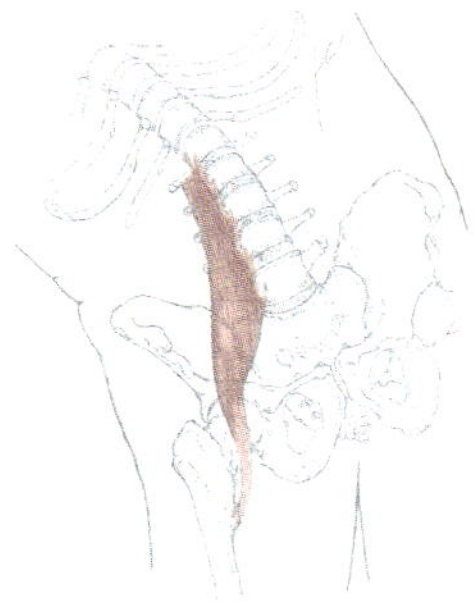

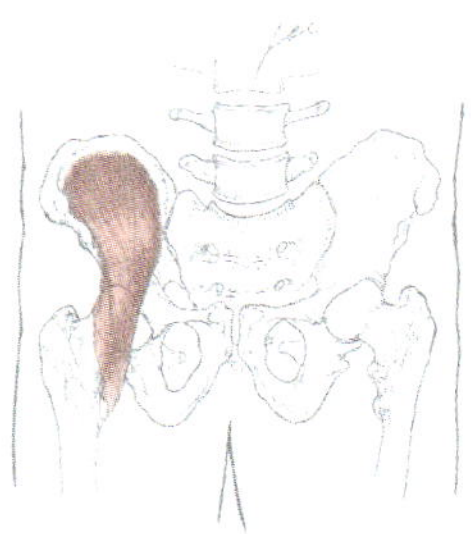

Psoas (oben); Iliacus (unten).

- **Ursprung M. psoas:** Anterior und lateral an den Querfortsätzen, Wirbelkörpern und Bandscheiben Th 12–L 5.
- **Ursprung des M. iliacus:** Obere zwei Drittel der Fossa iliaca, Innenseite des oberen Beckenrandes, Ala des Sacrums, sowie die Ligg. sacroiliacale, lumbosacrale und iliolumbale.
- **Ansatz:** Beide Muskeln gemeinsam am Trochanter minor.
- **Funktion:** Anteflexion in der Hüfte, Außenrotation und Adduktion.
- **Test:** Beste Testposition für den Muskel ist die Rückenlage. Das ge-

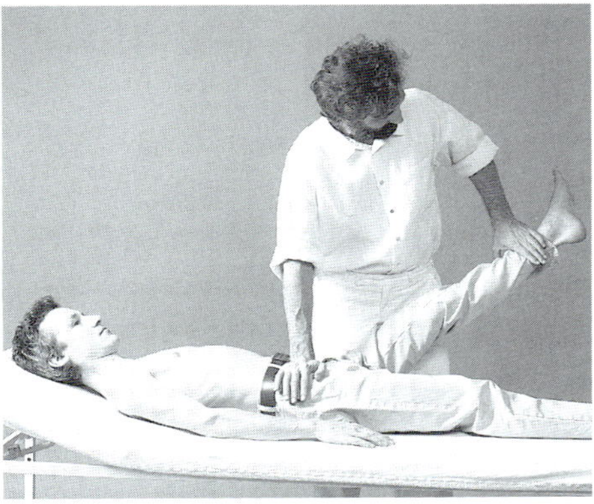

Klassische Testposition bei starkem Patienten; langer Hebel, aber Kontakt oberhalb des Malleolus!

streckte und maximal außenrotierte Bein wird in etwa 45° Beugung und Abduktion gebracht. Die stabilisierende Hand liegt weich, aber fest auf dem kontralateralen Darmbein; ein Herüberrollen des Patienten zur Seite des getesteten Muskels ist unbedingt zu vermeiden!
Der Kontakt wird im Regelfall breit über dem distalen Unterschenkel genommen. Um einen Challenge des Kniegelenks zu vermeiden (oder bei Gonalgien), erfolgt die Kontaktnahme knapp oberhalb des Kniegelenks in der Region des Vastus medialis. Bei sehr starken Patienten kann der Hebel größer werden durch Kontakt am distalen Unterschenkel. Der Test erfolgt in Richtung Extension und leichter Abduktion. Ein Kontakt am Sprunggelenk muß vermieden werden, denn eine mediale

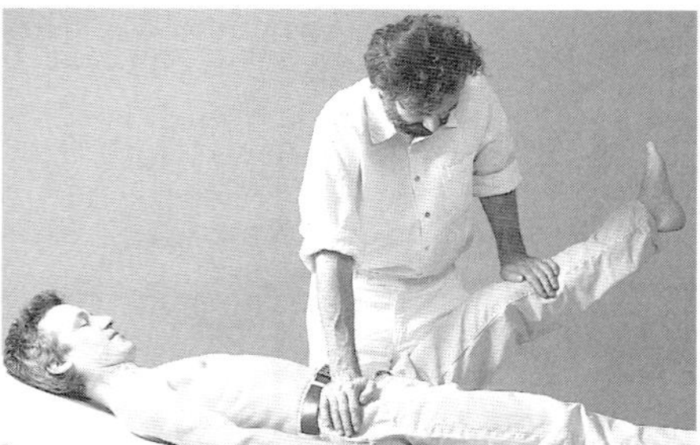

Klassischer Test bei Patienten, die – aus verschiedensten klinischen Überlegungen – vorsichtig zu testen sind: mittelmäßiger Hebel durch Kontakt nur knapp distal des Knies.

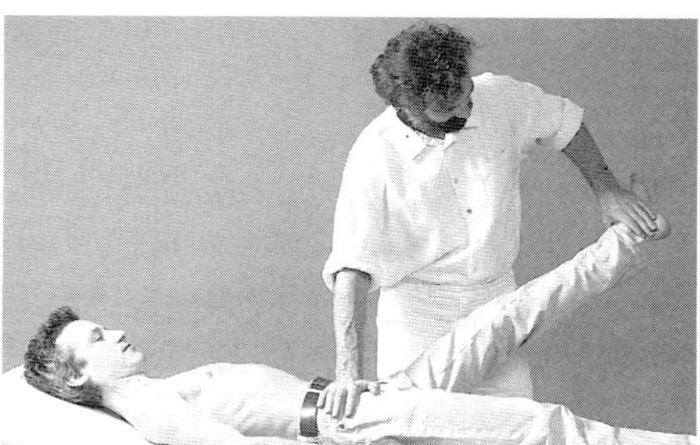

Häufiger Fehler: großer Hebel und Kontakt am Fuß, was bei Subluxationen im Sprunggelenk ein falsches Testergebnis liefern kann.

Talus-Fehlstellung führt typischerweise zur Schwächung des Iliopsoas. Ein fälschlicher Kontakt am medialen Talushals wäre ein idealer statischer Challenge in die Therapierichtung mit sofortiger Iliopsoaskräftigung.
Der Patient drückt in Richtung Flexion und Adduktion. Testposition und -vektor für den Iliacus sind gleich mit Ausnahme der geänderten Startposition: deutlich mehr Beugung und Abduktion im Hüftgelenk! Falls notwendig, kann der Muskel bei entsprechender Stabilisierung auch im Stehen oder mit sinngemäßer Beinposition, aber im Regelfall abgewinkelt im Kniegelenk, im Sitzen untersucht werden.

> **Nerval:** *Psoas:* Plexus lumbale, L 1–L 4.
> *Iliacus:* N. femoralis, L 1–L 3

> **NL:** *anterior:* zwei QF lateral und cranial des Nabels
> *posterior:* Paravertebral Höhe Th 12/L 1

> **NV:** Squama des Occiput

> **Meridian:** Niere **Sp:** Ni 1

> **Organ:** Niere

> **Nährstoffe/Heilmittel:** Wasser (häufig bei bilateraler Schwäche!), Vitamin A und E, Nieren- und Blasenmittel, Nosoden!

> **Beachte:**

- Bei allen akuten Kreuzschmerzsyndromen ist der Muskel mit äußerster Vorsicht zu testen; vom Anfänger bei solchen Patienten grundsätzlich nicht! Grund hierfür ist die Möglichkeit, bei mangelnder Stabilität im Lumbalbereich gemäß dem Ursprung vor allen Dingen der Psoasanteile durch Zug nach anterior und caudal an den Lendenwirbeln massivste Probleme auszulösen. Für den Geübten besteht bei akuten Patienten eine vorsichtige Testmöglichkeit des Muskels dadurch, daß der Patient nur darauf untersucht wird, ob er das Bein überhaupt in der Testausgangsposition halten kann.
- Neben Piriformis und Glutaeus maximus zieht er über das Iliosacralgelenk und ist für die Stabilität desselben von großer Bedeutung.
- Relativ häufig ist eine beidseitige Schwäche des Iliopsoas, die zu über 80% pathognomonisch ist für eine Occiputfixation. In diesem Fall wird durch TL zum Übergang Occiput – HWS zumindest einer der beiden Muskeln stark! Auch dies ist eine der faszinierenden Möglichkeiten, mit Hilfe der AK Zusammenhänge zwischen den verschiedenen Wirbelsäulenabschnitten zu erkennen. Die Korrektur der Occiputfixation ist in der Regel durch eine weiche osteopathische Muskeltechnik (›Occiput release‹) ohne Problem möglich.

- Die meisten Leistenbeschwerden der Ballsportler beruhen auf Dysfunktionen des Iliopsoas, die mit den lokalen Muskeltechniken und den Fünf Faktoren des IVF (meist Subluxation L 2/3) erfolgreich behandelbar sind. Chronische Irritationen am Trochanter minor-Ansatz sprechen gut auf eine Infiltration an.

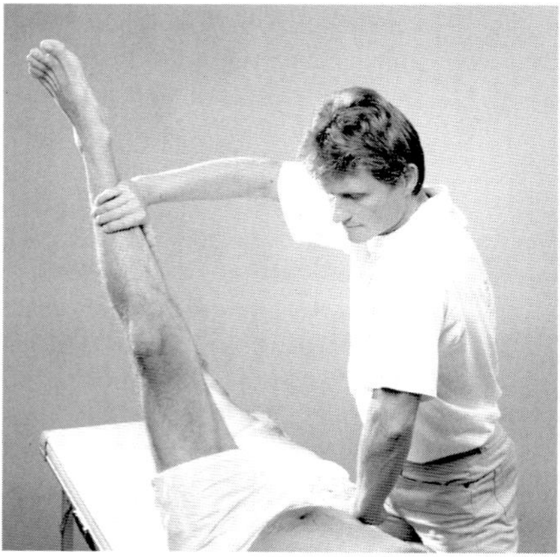

Iliacus-Test in Rückenlage: Hüftflexion, soweit dies die Hamstrings problemlos zulassen (ideal 90°) und wenig Abduktion. Die Stabilisationshand liegt über dem kontralateralen Darmbein. Testvektor bogenförmig in Richtung Abduktion. Patient drückt in Richtung Adduktion.

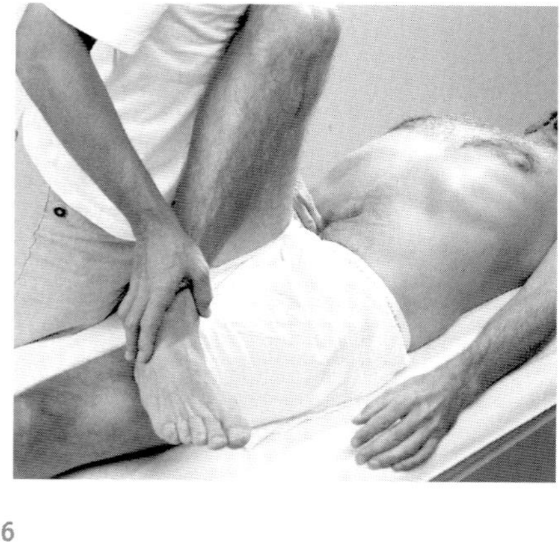

SCS-Position des Iliopsoas: Palpation von lateral der Rectusscheide zum Areal mit dem größten Druckschmerz (meist in Höhe L2/3). Passive Flexion und Rotation in der Hüfte bis zur optimalen Druckschmerzreduktion; Behandlung in gehaltener Inspiration und anschließende passive Rückführung zur Ausgangsposition.

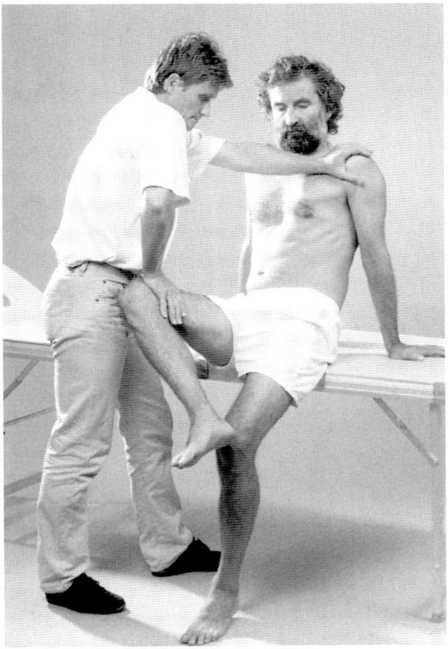

Iliopsoas-Test im Sitzen: Der Patient kann sich auch an der vorderen oder hinteren Tischkante festhalten. Vollständige Außenrotation im Hüftgelenk (wie Piriformis-Ausgangsposition). Der Untersucher fixiert mit einer Hand von ventral die gegenüberliegende Schulter und legt die andere Hand von cranial in den Bereich des Vastus medialis. Der Patient drückt in Richtung Flexion des Hüftgelenkes zur gegenüberliegenden Schulter. Testvektor nach caudal und lateral. DD: Idealer Testmuskel bei fraglicher Discusproblematik oder Imbrication in Höhe L 2/3.

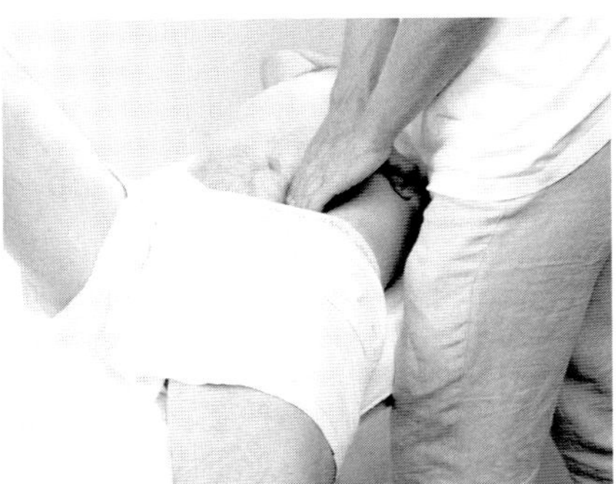

Faszientherapie des Iliopsoas: das Bein hängt über den äußeren Tischrand, während die tiefe Längsfriktion in craniocaudaler Richtung vorgenommen wird.

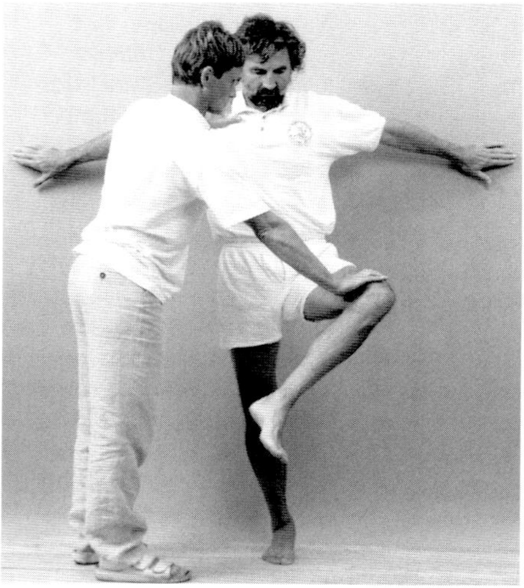

Iliopsoas-Test im Stehen. Der Patient lehnt rücklings an der Wand oder – noch besser – stabilisiert sich im Türrahmen. 90° Knie-Hüftflexion, vollständige Außenrotation und leichte Abduktion (wie beim Test im Sitzen) Stabilisationshand über der gegenüberliegenden Schulterregion. Kontakt am distalen Oberschenkel. Testvektor bogenförmig in Richtung Abduktion und Extension.

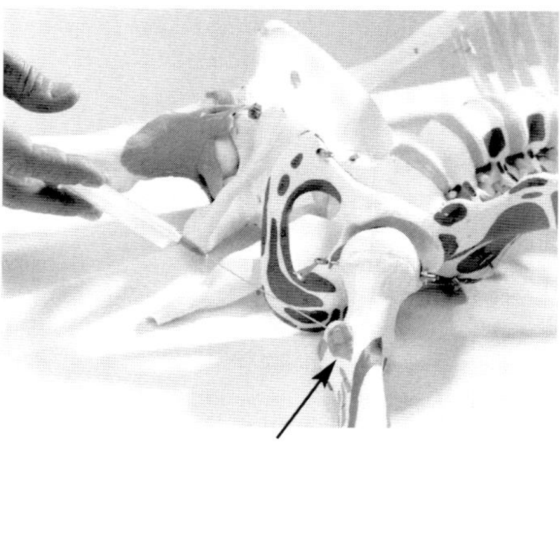

Infiltration des Iliopsoasansatzes am Trochanter minor: das Bein wird im Hüftgelenk leicht nach außen rotiert. Eine 6–8 cm lange Nadel wird von medial zwischen den Adduktoren in Richtung des Trochanter major streng nach lateral eingestochen und bis zum Knochenkontakt vorgeführt.

Infraspinatus

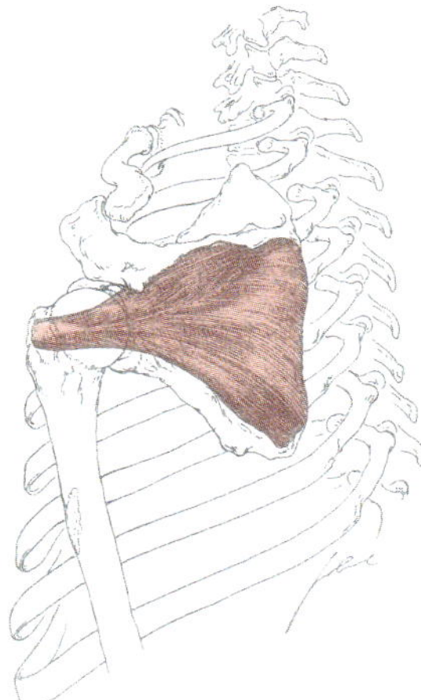

> **Ursprung:** Mediale zwei Drittel der Fossa infraspinata der Scapula.

> **Ansatz:** Tuberositas major humeri und Schultergelenkskapsel.

> **Funktion:** Außenrotation des Humerus. Stabilisierung des Humeruskopfes in der Cavitas glenoidale.

> **Test:** Testbar im Sitzen, Stehen, in Bauch- und Rückenlage. Der Arm des Patienten ist in 90° Abduktion mit 90° Flexion im Ellbogen und maximaler Außenrotation des Humerus. Mit einem weichen Kontakt an der Dorsalseite des Unterarms übt der Untersucher den Testdruck in Richtung Innenrotation aus, wobei er mit der anderen Hand den Ellbogen stabilisiert.

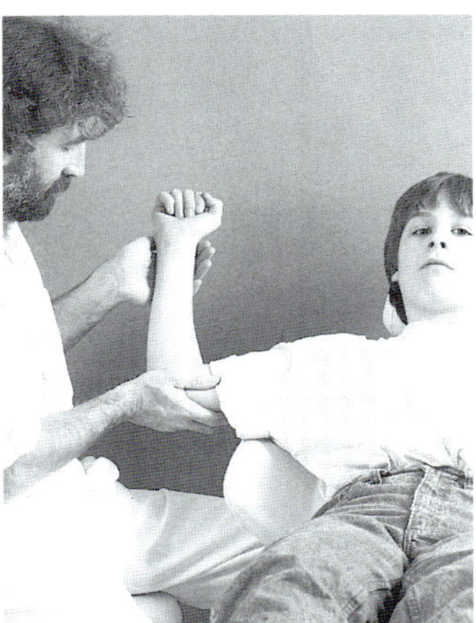

Wichtig beim Test ›in the clear‹ ist die Vermeidung der TL zum Sedierungspunkt. Andererseits kann der geübte Untersucher bei starkem Muskel die Überprüfung auf Hypertonus ohne Änderung der Handposition leicht durch Berühren des Sedationspunktes 3E 10 mit den Kuppen der Finger III und IV durchführen.

Ohne ausreichende Stabilisierung der Scapula ist der Test nicht verwertbar. Es sollte nicht versucht werden, weiter außen zu rotieren als dem Patienten locker möglich ist.

> **Nerval:** N. suprascapularis, C 5, C 6

> **NL:** *anterior:* 5. ICR parasternal
posterior: Lamina Th 12

> **NV:** Manubriusternaler Übergang

> **Meridian:** 3E **Sp:** 3E 10

> **Organ:** Thymus

> **Nährstoffe/Heilmittel:** Thymuspräparate; Vitamine C und A; Zink und Kupfer samt Schwermetallbelastung beachten!

> **Beachte:**
- Ein schwacher Infraspinatus führt reflektorisch zur Verkürzung des Subscapularis und damit eingeschränkter Flexion, Abduktion und Außenrotation im Schultergelenk (Frozen Shoulder!).
- Entrapment des N. suprascapularis verursacht Schwäche des Infraspinatus!
- Triggerpunkte im Infraspinatus verursachen Schmerzen tief in der

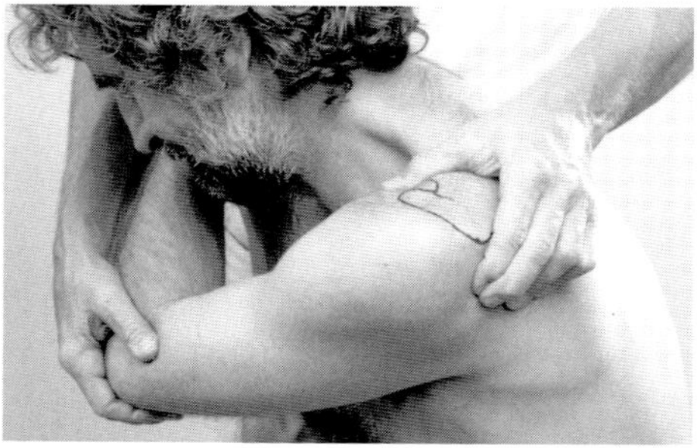

Ansatzpalpation des Infraspinatus: Der Untersucher steht auf der gegenüberliegenden Seite und bringt den Arm passiv in eine 90°ige Anteflexion mit Adduktion und Außenrotation. Die Palpationshand liegt etwa daumenbreit laterocaudal vom hinteren Acromiumende (im Bild eingezeichnet) über dem Tuberculum majus. Aus dieser Position kann bequem die Ansatzfriktion und -Infiltration erfolgen.

Schulter und im Deltoideusbereich. Dabei gibt der Patient an, nicht zwischen die Schulterblätter und zum gegenüberliegenden Ohr greifen zu können.

- Bei „Überkopfsportarten", wie Handball etc. ist die Testung in verschiedenen Abduktions- und Anteflexionswinkeln zwingend notwendig.

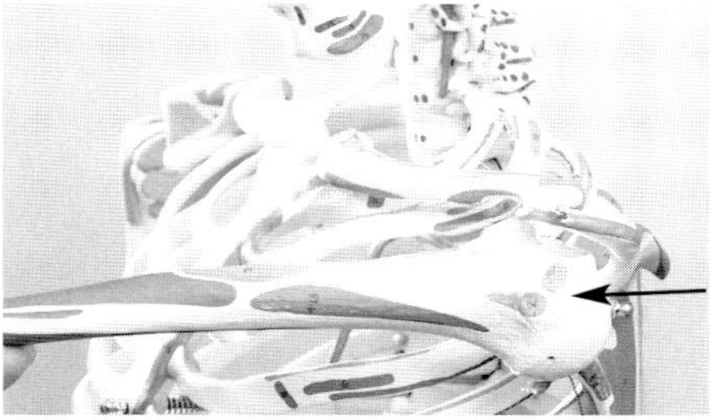

Demonstration des Infraspinatusansatzes am Knochenmodell (siehe Pfeil).

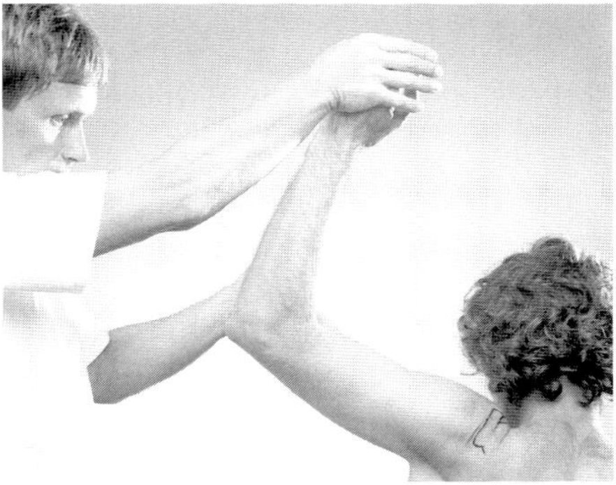

Infraspinatus-Test im Sitzen bei etwa 150° Abduktion in der Schulter: Stabilisationshand medial am Ellbogen. Testhand mit weichem Kontakt am Handrücken oder distalem Unterarm. Testvektor bogenförmig nach anterior in Richtung Innenrotation. Patient drückt in Richtung Außenrotation nach hinten.

Latissimus dorsi

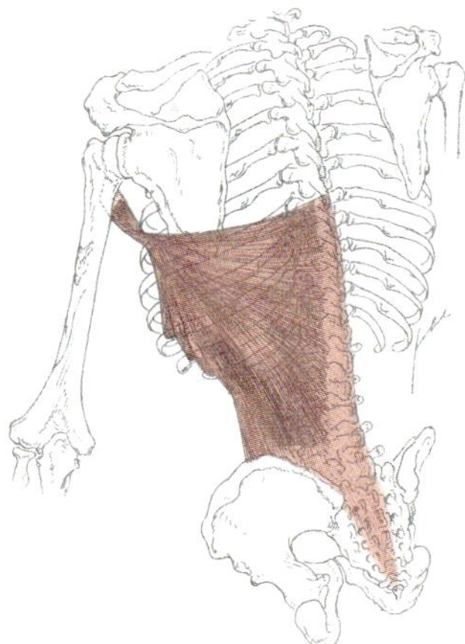

- **Ursprung:** Der Muskel entspringt von einer breiten Aponeurose, die von den Dornfortsätzen der unteren sechs Brustwirbel über die Lendenwirbel bis zum posterioren Rand des Os ilium reicht und zusätzlich noch von den unteren drei bis vier Rippen und der Scapulaspitze entspringt.

- **Ansatz:** Der Muskel ›verdreht‹ sich um sich selbst und setzt am Boden des Sulcus intertubercularis humeri an.

- **Funktion:** Adduktion und IR des Humerus; zieht die Spitze der Scapula nach unten und medial. Zieht die gesamte Schulter nach unten!

- **Test:** Der Test kann gut im Stehen, Sitzen sowie in Rücken- und Bauchlage ausgeführt werden. Der Arm des Patienten ist maximal gestreckt und innenrotiert, sodaß der Daumen zum Körper zeigt. Zu Beginn des Tests ist der Arm etwa 20° vom Körper entfernt; der Patient zieht in Richtung Adduktion. Der Untersucher zieht mit einem weichen Kontakt am distalen Unterarm in Richtung Abduktion mit einer leichten Komponente nach anterior.
  Achtung! Der Untersucher sollte keinen Schmerz verursachen und eine Berührung der Meridan-Pulspunkte möglichst vermeiden!

- **Schwächezeichen:** Der Patient versucht, durch Beugen im Ellbogen die lange Bicepssehne zu rekrutieren. Über eine Anteversion im Schultergelenk werden die Pectorales stärker rekrutiert. Daher soll diese Ausweichbewegung registriert und korrigiert werden.

- **Nerval:** N. thoracodorsalis aus dem Plexus brachialis, C 6–8

- **NL:** *anterior:* 7. ICR in der Mamillarlinie, nur links
  posterior: Höhe Laminae Th 7–8, nur links

- **NV:** Über Sutura squamosa in Ohrhöhe

- **Meridian:** Milz/Pankreas **Sp:** MP 5

- **Organ:** Pankreas

> **Nährstoffe/Heilmittel:** Vitamin F (EFA), Niacin , Zink. Pankreasorganextrakt, Pankreasenzyme, pankreasstimulierende Phytotherapeutika und Homöopathika. Essentiell: Selen zur Produktion der Pankreasenzyme, Chrom (Glukose-Toleranz-Faktor) zur Blutzuckerregulation.

> **Beachte:**
1. Bilaterale Schwäche des Latissimus dorsi ist häufig und kann hinweisen auf:

- Fixationen im thorakalen bzw. thorakolumbalen Bereich (Ursprung des Muskels!).
- Erhebliche Organstörung meist des Pankreas!
- Deshalb ist der Latissimus ein idealer Indikatormuskel bei einer Vielzahl von Problemen – Verdauungsstörungen bis Beckenschiefstand/Schuhausgleich.

2. Schwäche des Latissimus begünstigt eine Verkürzung des oberen Trapezius (häufige Schmerzpunkte!)

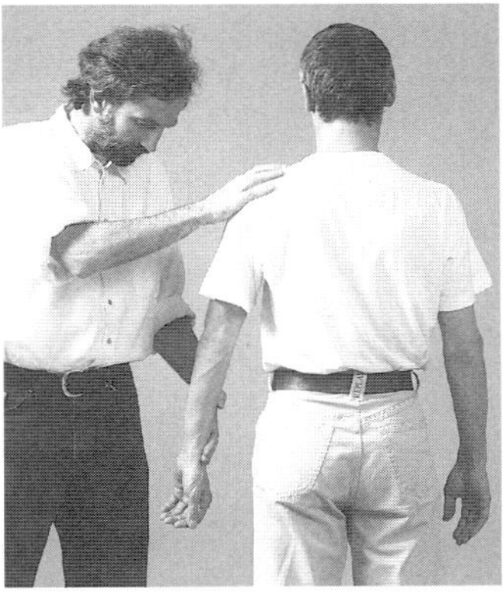

Klassischer Test im Stehen; der Arm des Patienten ist im Ellenbogengelenk maximal gestreckt und der Untersucher vermeidet Kontakt an den Radialis-Pulspunkten.

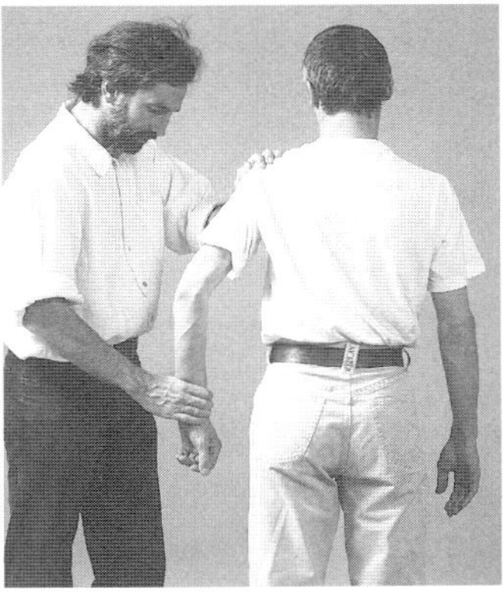

Dieses Bild zeigt zwei häufige Fehler: Der Untersucher erlaubt dem Patienten, im Ellenbogen zu beugen und berührt auch noch die Radialis-Pulspunkte durch nicht optimalen Kontakt am Unterarm mit der Zughand.

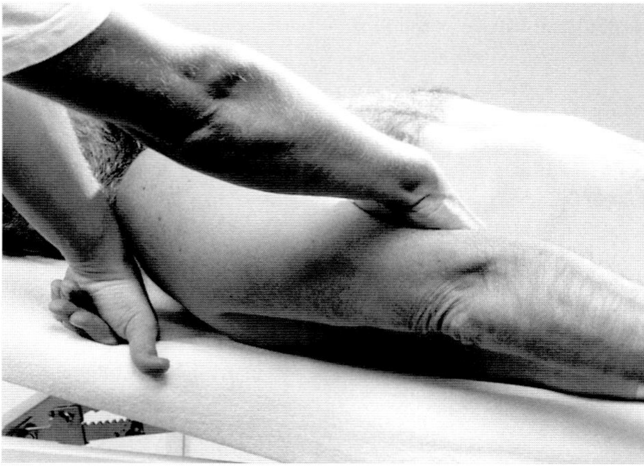

Alternative Testposition in Rückenlage bei Schmerzen im Ellbogengelenk: Leichte Abduktion und vollständige Innenrotation der Schulter. Stabilisationshand am Tischrand oder Glutealgegend. Kontakt am distalen Oberarm.Testvektor in Richtung Abduktion. Patient zieht zum Körper in Richtung Adduktion.

Levator scapulae

- **Ursprung:** Querfortsätze der HWK 1–4.
- **Ansatz:** Zwischen der Spina scapulae und dem Angulus superior.
- **Funktion:** Hebt das Schulterblatt und rotiert dadurch die Cavitas glenoidale nach unten. In Zusammenarbeit mit dem oberen Trapezius Elevation und Abduktion der Scapula.
- **Test:** Im Sitzen oder Stehen. Der Untersucher drückt die Schulter des Patienten nach unten, bis idealerweise der gebeugte Ellbogen in Höhe der seitlichen Darmbeinoberkante ist. Der Patient soll sich dabei nicht zur Seite beugen! Die Position des Humerus ist in voller Adduktion mit leichter Extension. Mit einem Kontakt an der Medialseite des Ellbogens zieht der Untersucher in Richtung Abduktion, achtet aber dabei vor allem darauf, ob es zu einer Rotation des oberen Scapulawinkels nach unten kommt oder der Patient die Scapula fixiert halten kann. Der Patient muß sich beim Test sowohl auf die Adduktion des Humerus als auch die maximale Fixierung der Scapula in der vorliegenden Testposition konzentrieren.

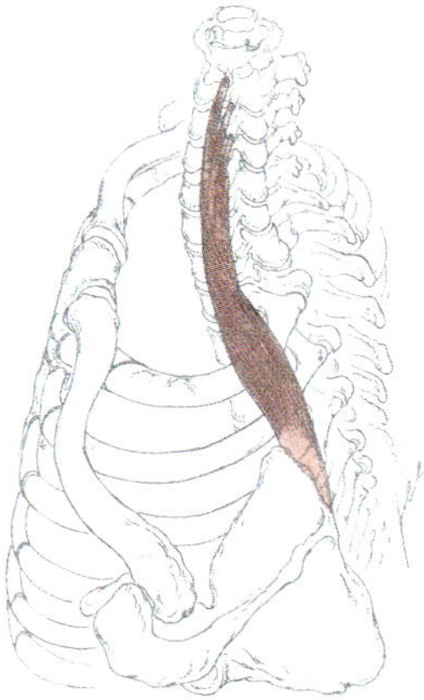

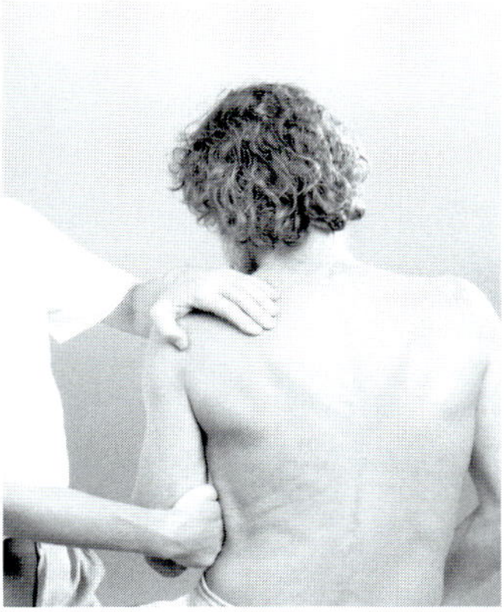

Test im Sitzen mit Palpation und Beobachtung der Scapula.

Eine weitere Testmöglichkeit ist: Bauchlage des Patienten, HWS in 45° Lateralflexion und Rotation zur Testseite bei hochgezogenem Angulus superior scapulae. Der Untersucher nimmt weichen Kontakt über den Laminae der oberen Halswirbel und fixiert mit der anderen Hand

(Kreuzhandgriff) den Angulus superior. Testvektor nach anterior und medial. Der Patient drückt die HWS nach posterior und lateral.

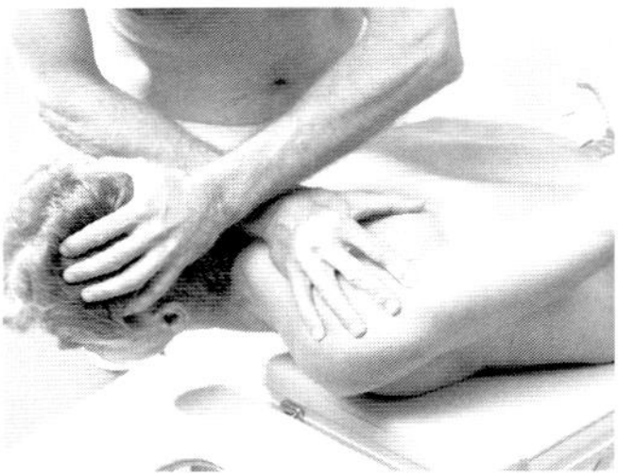

Test in Bauchlage mit Kreuzhandgriff.

> **NL:** *anterior:* 1. ICR nahe dem Sternum.
> *posterior:* Über dem Muskelbauch des Teres minor, hintere Axillarfalte.

> **NV:** Bregma

> **Nerval:** N. scapularis dorsalis, C 3, C 4, 5

> **Meridian:** Lunge

> **Organ:** Nebenschilddrüse (Glandula parathyreoidia)

> **Nährstoffe/Heilmittel:** Alle Faktoren des Calciumstoffwechsels, Organextrakt Glandula parathyreoidia

> **Beachte:** Häufiger Sitz von Triggerpunkten, die mit SCS-Technik gut therapierbar sind.
> In der Anamnese findet man oft den Hinweis, daß der Patient kurz vor Auftreten der retrooccipitalen Verspannung oder Kopfschmerzen einen schweren Gegenstand getragen hat („Er hat den Koffer am Atlas getragen!"). Subluxationen der oberen HWS sind dabei obligat und auch zu korrigieren.
> Bei Verdacht auf Beteiligung des Levator scapulae ist meist eine sorgfältige Palpation ausreichend und insbesondere bei sehr akuten Beschwerden einem nur bedingt sauber durchführbaren AK-Test vorzuziehen.

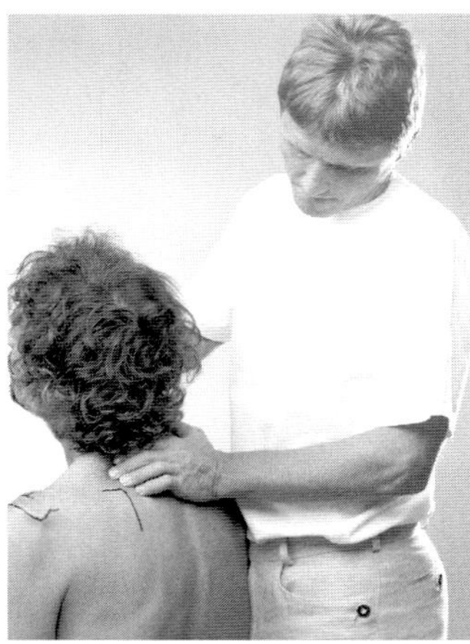

Effiziente Strain-Counterstrain-Behandlung des Levator scapulae.

Nackenextensoren

- **Ursprung:** Unter diesem Begriff fassen wir eine Gruppe von Muskeln zusammen, die im Prinzip von der Linea nuchae am Hinterkopf und den oberen drei bis vier Halswirbeln nach unten ziehen zu den Wirbeln der unteren HWS und oberen BWS bis etwa dem 6. Brustwirbel.

- **Funktion:** Extension des Kopfes und der HWS mit und ohne Rotation.

- **Test:** Gut durchführbar im Sitzen, Stehen und vor allem in Bauchlage. Beim optimalen Test ist darauf zu achten, daß der Patient sich nicht mit den Händen auf der Liege abstützt. Der Testdruck des Untersuchers geht prinzipiell in Richtung

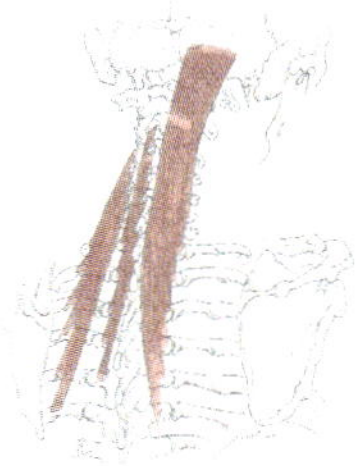

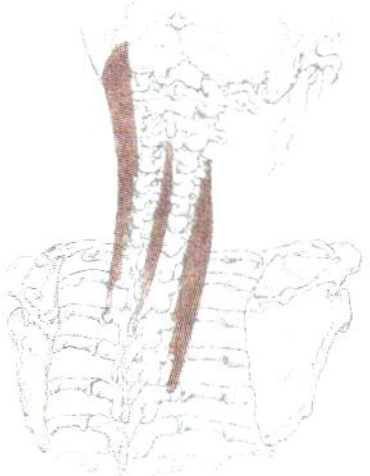

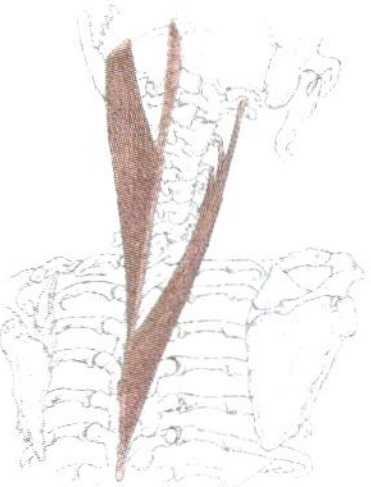

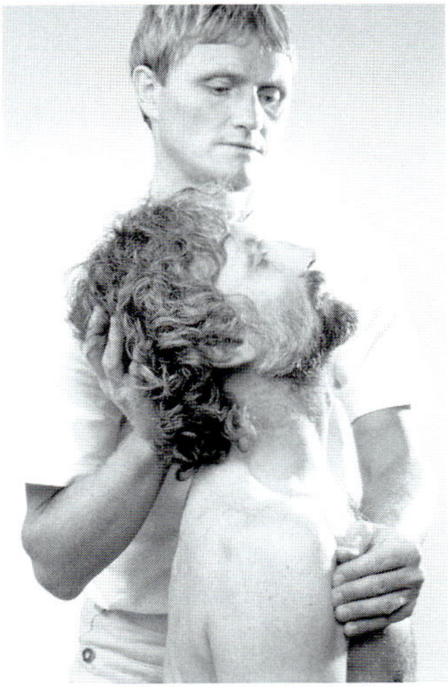

Nackenextensoren als Gruppe in Neutralstellung im Sitzen (Stehen): Dorsalflexion der HWS. Weicher Kontakt über dem Hinterhaupt. Stabilisationshand ventral am Brustkorb. Testvektor bogenförmig nach anterior in Richtung Flexion. Patient drückt nach dorsal in Richtung Extension.

Flexion. Dabei ist neben einem weichen, keinesfalls Schmerz verursachenden Kontakt am Hinterkopf bzw. am seitlichen Schädel vor allem wichtig, daß der Untersucher den Vektor des Testdrucks nicht geradeaus nach anterior ausübt, sondern wie eine gedachte Tangente an den Radius, den der Kopf bei der Anteflexion beschreibt.

> **Nerval:** C 1–8

> **NL:** *anterior:* 1. ICR medioclaviculär
> *posterior:* Laminae des Axis

> **NV:** Ramus mandibulae

> **Meridian:** Magen **Sp:** Ma 45

> **Organ:** Nasennebenhöhlen, Kopflymphaticum

> **Nährstoffe/Heilmittel:** B6, B3, organisches Jod, pflanzliche und homöopathische Nasennebenhöhlentherapeutika, insb. Nosoden, und Drainagemittel.

> **Beachte:** Die Nackenextensoren sind als Gruppe normalerweise extrem stark, bei Schwäche aber geradezu pathognomonisch für Fixationen im Becken- und Lumbalbereich:
> - Nackenextensoren schwach als Gruppe in Neutralstellung ohne Rotation getestet: Fixation LWS
> - Unilaterale Schwäche bei Testung in Rotation: Sacroiliacale Fixation auf dieser Seite
> - Schwäche beidseits bei Testung in Rotation: Sacrumfixation (d.h. beidseitige sacroiliacale Fixation)

> **Therapie:** Es ist immer wieder faszinierend zu sehen, wie die teilweise dramatische Schwäche der Nackenextensoren nach erfolgreicher Korrektur der Fixation am unteren Ende der Wirbelsäule sofort aufgehoben ist!

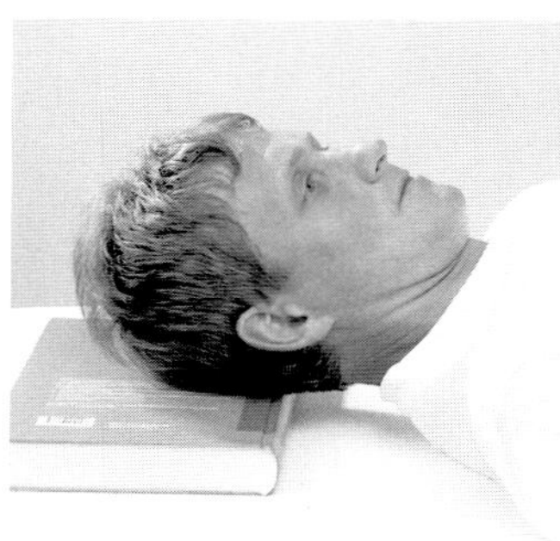

Dehnung der Nackenextensoren in Rückenlage: Ein 3–5 cm dickes Buch wird so unter das Occiput plaziert, daß die HWS ab dem Foramen magnum frei bleibt. Durch gute Entspannung sinkt die HWS nach dorsal und der Schädel nach ventral im Sinne einer Flexionszunahme des Kopfes gegenüber der HWS. Diese Lagerung soll nicht länger als 5–7 Minuten durchgeführt werden.

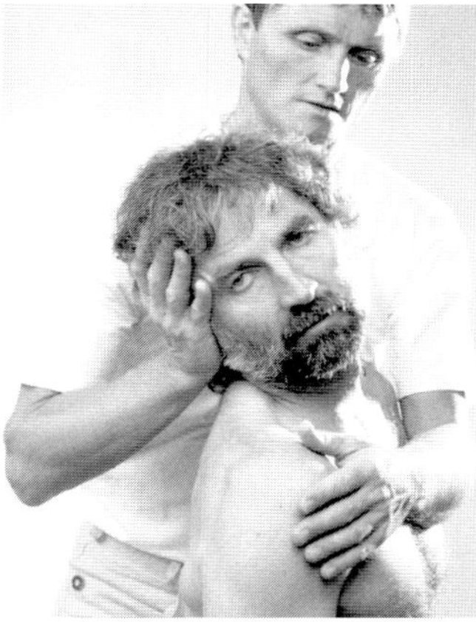

Nackenextensoren in Rotation, Test im Sitzen (Stehen): Vollständige Rotation und Extension der HWS. Weicher Kontakt am seitlichen Schädel. Stabilisationshand vorne über dem Brustkorb. Testvektor bogenförmig nach anterior in Richtung Flexion. Patient drückt nach posterior in Richtung Extension.

Die Testung der Nackenextensoren bilateral und unilateral in Rotation gehört zur Grunduntersuchung von Wirbelsäule und Becken!
Die Nackenextensoren neigen zur Verspannung und Verkürzung mit der Entstehung von Spannungskopfschmerzen. Zusätzlich zu allgemeinen Entspannungsmaßnahmen soll auch die Nackenmuskulatur durch entsprechende Lagerung oder Massagen regelmäßig entspannt werden.

Nackenflexoren

- **Ursprung:** Dies ist eine Gruppe verschiedener Muskeln, die im Prinzip von der oberen HWS, dem Mastoid und der Linea nuchae (SCM!) zur unteren HWS, oberen BWS, zur 1. Rippe und zur medialen Hälfte der Clavicula reichen.

- **Funktion:** Gemeinsam Anteflexion des Kopfes und der oberen HWS ohne und mit verschiedenen Graden an Rotation.

- **Meridian:** Magen **Sp:** Ma 45

- **Organ:** Nasennebenhöhlen, Kopflymphaticum

- **Nerval:** C 1–C 8

- **Nährstoffe/Heilmittel:** B6, B3, organisches Jod, pflanzliche und homöopathische Nasennebenhöhlentherapeutika, insbesondere Nosoden und Drainagemittel.

- **Beachte für alle Nackenflexoren:** Gegenüber den Nackenextensoren sind die Flexoren grundsätzlich deutlich schwächer. Bei vielen Patienten sind die Nackenflexoren durch chronische Probleme im Nasennebenhöhlenbereich und/oder der oberen HWS so schwach, daß der Kopf kaum in der Testposition gehalten werden kann. Der Test ist dann mit zartester Hand durchzuführen und es ist dringend zu empfehlen, daß von Beginn an die zwei-

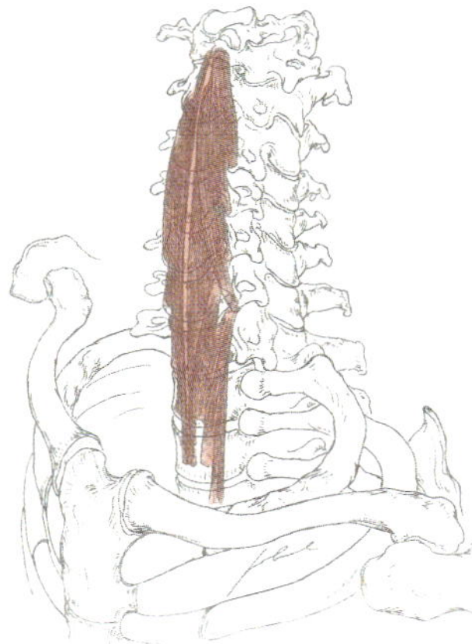

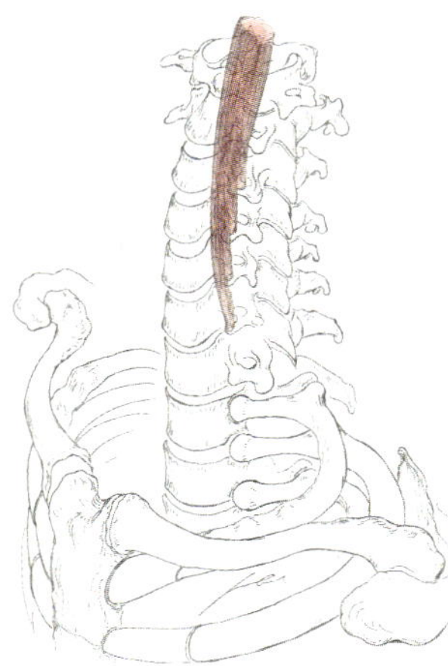

te Hand des Untersuchers zur Sicherheit am Hinterkopf des Patienten plaziert ist, um diesen gegebenenfalls aufzufangen!

> **Nackenflexoren als Gruppe (ohne Rotation):**
Dies ist in der Regel die erste Testposition für die Gruppe der Nackenflexoren. Gut ausführbar in Rückenlage sowie im Sitzen und Stehen.
Der Kopf des Patienten wird in maximale Anteflexion gebracht; der Kontakt des Untersuchers ist weich über der Stirn des Patienten. Der Vektor des Testdrucks ist nicht gerade in Richtung dorsal, sondern entspricht der Tangente der Kreisbahn, die der Kopf bei Extension aus dieser Position beschreiben würde.
Test im Sitzen/Stehen: der Patient beugt den Kopf maximal nach vorne und fixiert diese Position (Kinn zur Brust). Die Stabilisationshand fixiert dorsal mit dem Unterarm die BWS und mit der Handfläche den Kopf. Weicher Kontakt über der Stirnregion. Testvektor bogenförmig nach dorsal in Richtung Extension. Patient drückt nach anterior in Richtung Flexion.
Der Test im Sitzen oder Stehen ist bei schwachen Nackenflexoren der Liegendtestung vorzuziehen, weil er für den Patienten weniger schwierig ist. Im Liegen muß der Patient gegen die Schwerkraft und meist mit Schmerzen den Kopf von der Unterlage abheben.
Die supra- und infrahyoidale Muskulatur soll mittels Dehnungschallenges und TL weiter untersucht werden.

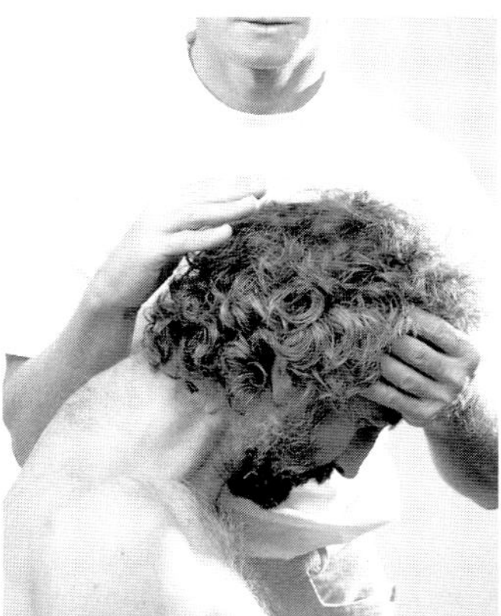

Nackenflexoren im Sitzen/Stehen.

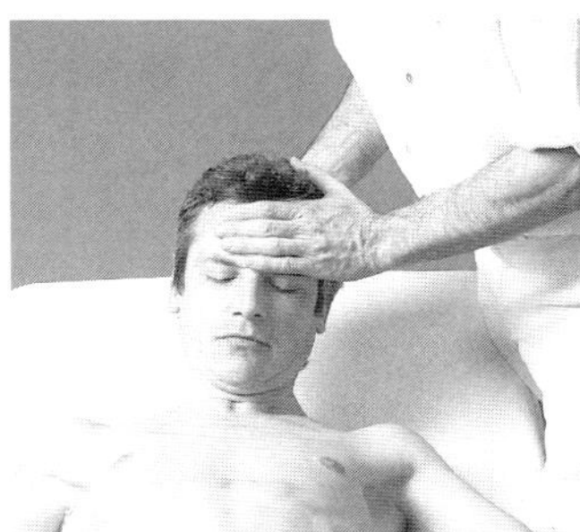

Nackenflexoren als Gruppe getestet; man beachte die schützende Hand des Untersuchers hinter dem Kopf des Patienten!

Opponens pollicis

- **Ursprung:** Retinaculum flexorum und Tuberculum ossis trapezii.
- **Ansatz:** Radial am Caput ossis metacarpalis I
- **Funktion:** Opposition des Daumens zum kleinen Finger als Kombinationsbewegung Richtung medial mit Flexion und Rotation.
- **Test:** Oppositionsstellung des Daumens zum kleinen Finger; die Stabilisationshand hält die Handfläche von ulnar. Die Testhand nimmt von palmar weichen Kontakt mit den Fingerkuppen zum Metacarpale I auf; Testvektor bogenförmig in Richtung Abflachung der Hohlhand. Der Patient drückt den Daumen in Richtung Opposition.
- **Nerval:** N. medianus C 6/7
- **Schwächezeichen:** Schwacher Griff, Schwierigkeiten beim Schreiben und bei feinmotorischer Arbeit mit dem Daumen.

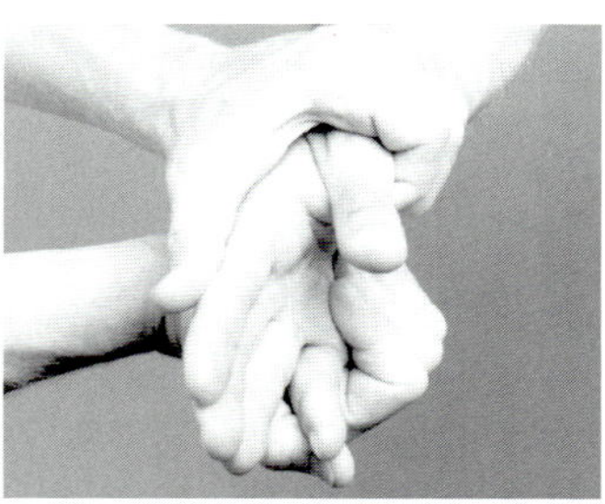

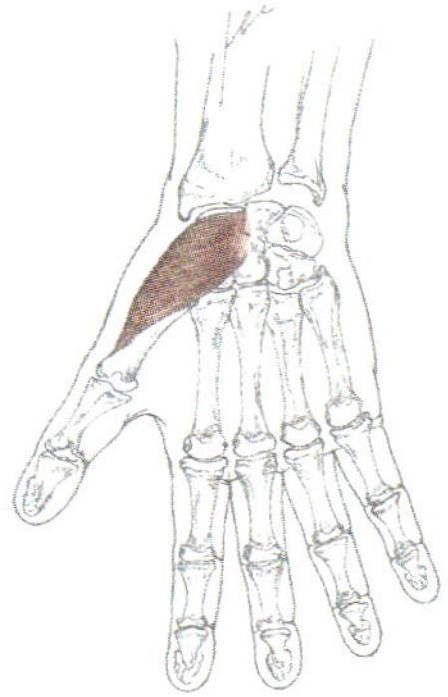

- **NL:** *anterior:* Os pubis, Unterrand der Symphyse.
  posterior: Zwischen L 5 und SIPS.
- **NV:** Eminentia frontalis
- **Meridian:** Magen **Sp:** Ma 45
- **Organ:** Magen
- **Nährstoffe/Heilmittel:** Zink, Betain-HCl, B-Komplex, Bicarbonate.
- **DD:** Der Adductor pollicis hat nahezu die gleiche Funktion wie der Opponens, jedoch eine andere Nervenversorgung. Daher sind diese beiden Muskeln bei der Evaluation des Carpal- bzw. Ulnartunnel-Syndroms wichtig.

Testausführung für den Opponens pollicis. Ausgangsposition der Hand: Daumen in Opposition zur Hand.

Pectoralis Major – Claviculärer Teil (PMC)

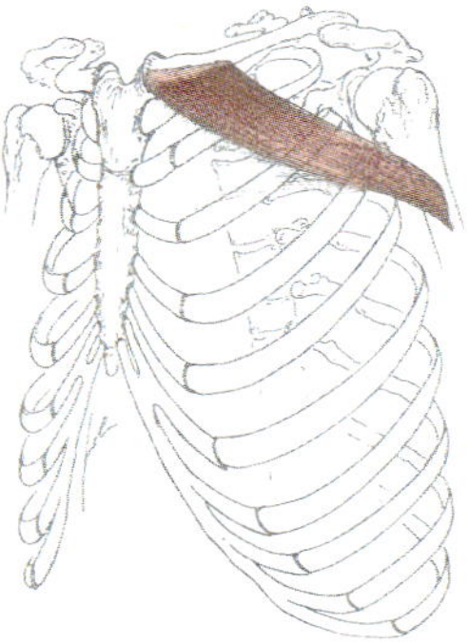

- **Ursprung:** Anteriore Oberfläche der medialen Hälfte der Clavicula.
- **Ansatz:** Lateraler Rand des Sulcus bicipitalis humeri.
- **Funktion:** Flexion im Schultergelenk, horizontale Adduktion des Humerus in Richtung der kontralateralen Schulter, Mithilfe bei der Innenrotation des Oberarmes.
- **Test:** Am besten in Rückenlage, aber auch im Stehen, Sitzen und in Bauchlage möglich. Anteflexion im

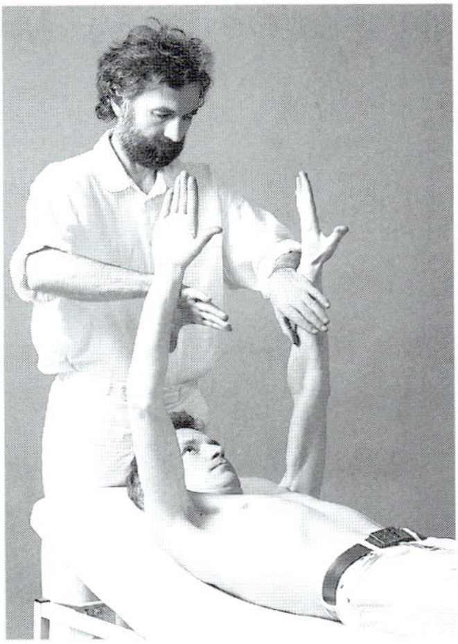

Testung des PMC bilateral; das Bild zeigt die häufigste Fehlerquelle bei Schwäche des Muskels: Beugung im Ellenbogen rechts!

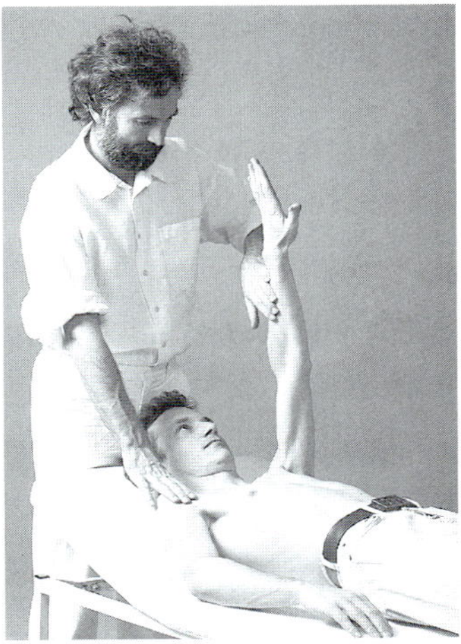

PMC einseitig links getestet; die einseitige Testung erfolgt meist nach der beidseitigen Testung!

Schultergelenk bis 90° mit maximaler Streckung im Ellbogengelenk, maximale Innenrotation, sodaß der Daumen zu den Zehen zeigt. Der Patient drückt den Arm in Richtung kontralaterale Schulter, der Untersucher nimmt einen weichen Kontakt am distalen Unterarm und drückt in Richtung Abduktion und minimale Extension der Schulter.

> **Schwächezeichen:** Am häufigsten versucht der Patient bei Schwäche des Muskels immer wieder, den Arm im Ellbogengelenk zu beugen und so über die lange Bicepssehne zu rekrutieren.

> **Nerval:** N. pectoralis lateralis, C 5–C 7

> **NL:** *anterior:* 6. ICR parasternal bis zur Mamillarlinie, nur links. *posterior:* Paravertebral in Höhe Th 6/7, nur links.

> **NV:** Eminentia frontalis

> **Meridian:** Magen **Sp:** Ma 45

> **Organ:** Magen

> **Nährstoffe/Heilmittel:** Zink als wichtigster Co-Faktor der Carboanhydrase-Reaktion, die zur Produktion von HCl und Bicarbonat in den Magenzellen notwendig ist. Phytotherapeutika zur Magenstimulation (Amara-Mischungen), Betain-HCl, Vitamin B-Komplex und Bicarbonate.

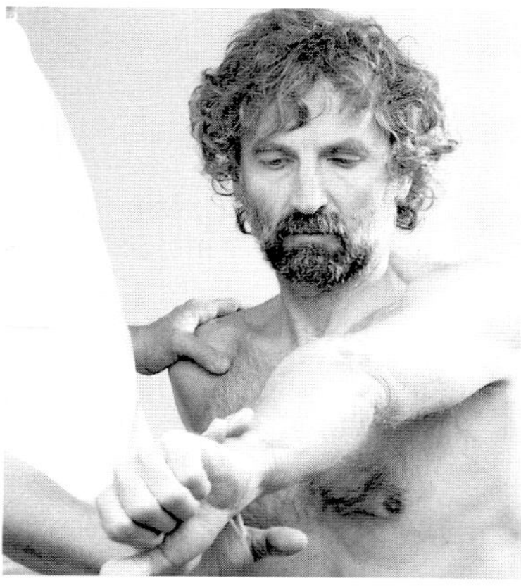

Einseitiger PMC-Test im Sitzen/Stehen: 90° anteflektierter gestreckter Oberarm. Stabilisationshand auf der gegenüberliegenden Schulter. Testvektor über Kontakt am distalen Unterarm (bei Ellbogenschmerzen – Kontakt distaler Oberarm) in Richtung Abduktion. Patient drückt zur gegenüberliegenden Schulter in Richtung Adduktion.

> **Beachte:** Der PMC stabilisiert die Clavicula und damit das ACG und SCG sowie über die Sehnenausläufer am Humerus die lange Bicepssehne im Sulcus bicipitalis. Eine einseitige Schwäche wird im Zusammenhang mit den genannten Strukturen bedeutsam.
Im Regelfall testen wir diesen Muskel bilateral gleichzeitig. Warum? Goodheart fand sehr früh in der Entwicklung der AK, daß eine Schwäche des PMC bei gleichzeitiger Testung beider Arme in über 90% der Fälle mit einem Mangel an Magensäure (Hypochlorhydrie, Achlorhydrie) verbunden ist. Klassischerweise ist der PMC oft sogar, einzeln getestet, ein- oder beidseitig stark, aber eben nicht bilateral gleichzeitig!
Dies ist bei allen Störungen des Verdauungstraktes, Allergien, aber auch bei Mineralstoffwechselstörungen wie Osteoporose und Parodontose äußerst wichtig.

Bilaterale Schwäche des PMC
⇩
HCL-Mangel

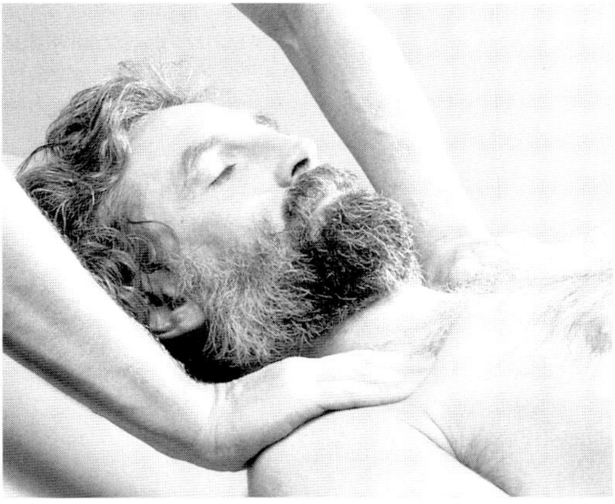

Beidseitige vergleichende Palpation des PMC und der restlichen Pectoralismuskulatur quer zum Faserverlauf in Rückenlage des Patienten. Untersucher befindet sich am Kopfende des Patienten.

Pectoralis Major – Sternaler Teil (PMS)

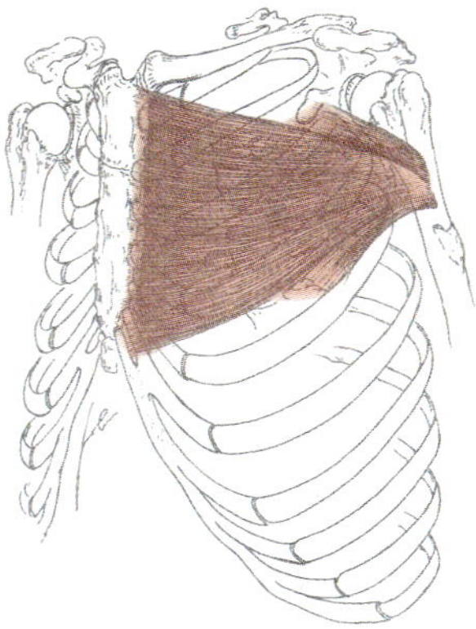

- > **Ursprung:** Sternum bis zur siebten Rippe, Knorpel der echten Rippen und Aponeurose des M. abdominalis obliquus externus.
- > **Ansatz:** Lateraler Rand des Sulcus bicipitalis humeri.
- > **Funktion:** Adduktion des Humerus in Richtung auf die kontralaterale Hüfte; entscheidender Stabilisator des vorderen Schultergelenks.
- > **Test:** Am besten in Rückenlage, aber auch im Stehen, Sitzen und in Bauchlage möglich. Anteflexion im Schultergelenk bis 90° bei maximal gestrecktem Ellbogengelenk, maximale IR, sodaß der Daumen zu den Zehen zeigt. Der Patient drückt den geraden Arm in Richtung kontralaterale Hüfte; der Untersucher drückt mit weichem Kontakt am distalen Unterarm in Richtung Abduktion und Flexion. Der Untersucher kann dorsal oder ventral stehen. 90° Anteflexion des gestreckten Armes. Fixationshand auf der gegenüberliegenden Schulter. Kontakt am distalen Unterarm (bei Ellbogenproblemen: Kontakt am distalen Oberarm). Testvektor bogenförmig nach dorsal in Richtung Extension und Abduktion. Patient drückt in Richtung gegenüberliegende Hüfte.
- > **Nerval:** N. pectoralis lateralis, C 6–C 8, Th 1
- > **NL:** *anterior:* 5. ICR parasternal bis zur Mamillarlinie, nur rechts. *posterior:* Paravertebral in Höhe Th 5/6, nur rechts.
- > **NV:** Os frontale, 3 QF lateral von der Mittellinie an der Haargrenze
- > **Meridian:** Leber **Sp:** Le 2
- > **Organ:** Leber
- > **Nährstoffe/Heilmittel:** Vitamin A, Niacin, B-Komplex, Cholin, Methionin, Taurin, Inositol usw.; Gallensalze, Organextrakt Leber, Phytotherapeutika für die Leber.
- > **Beachte:** Als Kennmuskel der Leber stellt der PMS einen der wichtigsten Testmuskeln dar bei allen toxikologi-

schen und klinisch-ökologischen Fragestellungen, aber auch chronischen Immunsystemproblemen! Häufig reagiert der PMS als erster Muskel auf die Testexposition mit allergisierenden oder toxischen Substanzen! Einseitige Triggerpunkte in der Pectoralismuskulatur können für Pseudostenocardien, Intercostalneuralgien, Tietze-Syndrom u.ä. Syndrome verantwortlich sein. Die gesamte Pectoralesgruppe ist der Palpation sehr leicht zugänglich.

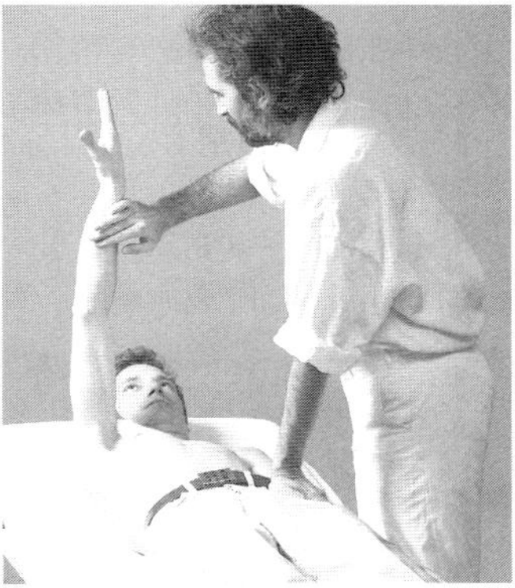

PMS-Test in Rückenlage.

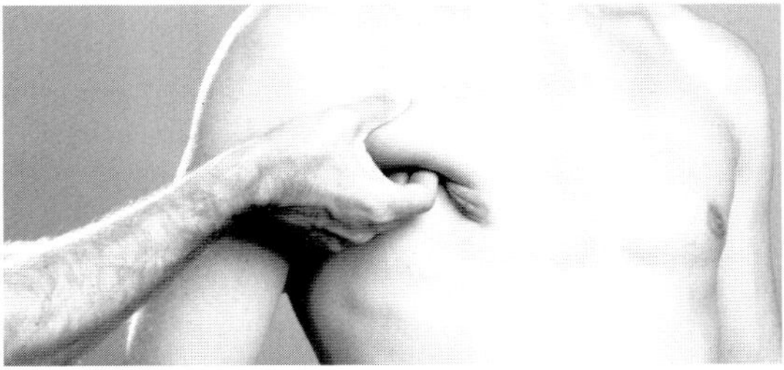

Zangengriffpalpation der Pectoralmuskulatur in der vorderen Axillarfalte.

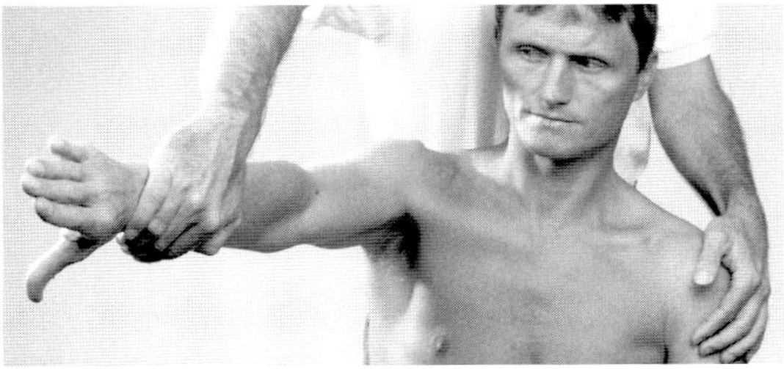

PMS-Test im Sitzen/Stehen.

Pectoralis minor

> **Ursprung:** Dritte bis fünfte Rippe in der Nähe des Knorpel-Knochenüberganges.

> **Ansatz:** Proc. coracoideus.

> **Funktion:** Zieht die Scapula über den Proc. coracoideus nach anterior, medial und inferior. Wichtiger Stabilisator der vorderen Schulter. Hilft bei der forcierten Inspiration.

> **Test:** Dieser Muskel ist schwierig zu testen, da er praktisch nicht isoliert werden kann. In Rückenlage läßt man die zu testende Schulter vom Tisch heben und durch Kontraktion des Muskels nach anterior, medial und caudal ziehen. Der Testdruck des Untersuchers verläuft über Ellbogenkontakt genau entgegengesetzt, keinesfalls rein posterior!

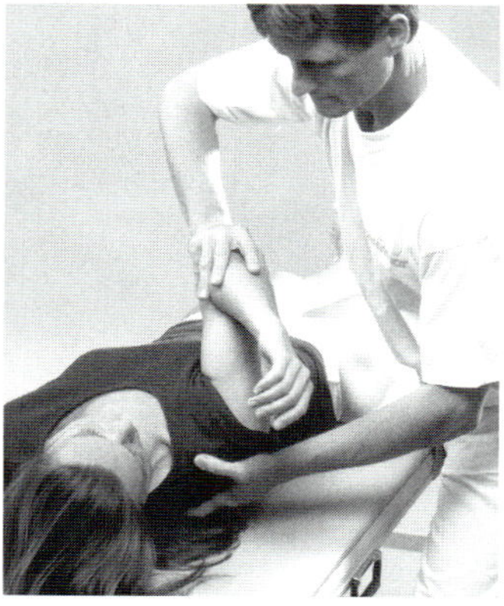

Pectoralis-minor-Test.

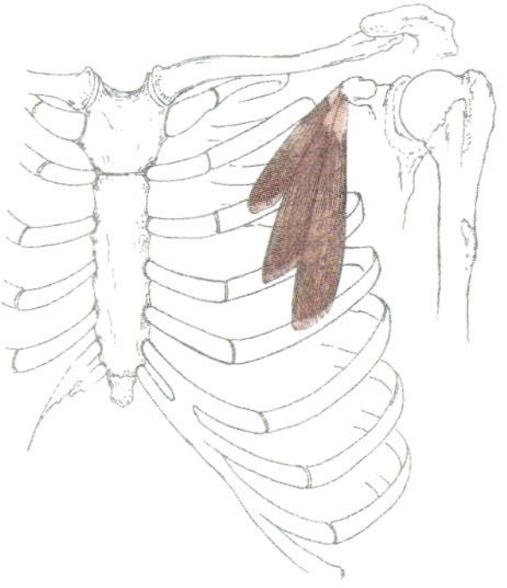

> **Nerval:** C 6–8, Th 1 (N. pectoralis medialis)

> **NL:** Übergang Sternum/Xyphoid – „Lymphpunkt aller Lymphpunkte"

> **Nährstoffe/Heilmittel:** Zink, RNA, B3, Lymphmittel, Wasser.

> **Beachte:** Der Pectoralis minor ist einer der wichtigsten Muskeln der AK und gleichzeitig der, der in der Regel am wenigsten getestet wird. Er ist fast immer verkürzt und zieht so die Schulter nach vorne, innen und unten Die wichtigste Untersuchung ist die Palpation quer zum Fasererlauf!
Die Verkürzung des Pectoralis minor trägt wesentlich zu der häufig vorkommenden Einflußstauung im oberen Thoraxraum bei, wobei auf mechanische Weise der Abfluß aus dem Ductus lymphaticus in den Venenwinkel (V. subclavia) behindert wird.

Außerdem verlaufen durch bzw. unter dem Muskel Gefäß-, Nerven- und Lymphgefäßbündel für den Arm, was häufig bei Schulter-Arm-Syndromen eine wichtige Rolle spielt. Somit sollte der Pectoralis minor bei allen lymphatischen und vaskulären Stauungen mit untersucht werden, egal wo diese im Körper sind!
Eine der häufigen Ursachen für ein- oder beidseitige Verkürzung und Hypertonus des Pectoralis minor ist eine beidseitige Schwäche der unteren Trapezii, oft auf Grund einer Fixation im thoracolumbalen Übergang. Der untere Trapezius ist der wichtigste Antagonist des Pectoralis minor. Therapeutisch ist neben der Dehnungsbehandlung des Pectoralis minor selbst vor allem an ein Auftrainieren und Stärken der dorsalen Schultermuskeln zu denken sowie an Haltungskorrektur!

Alternativer Test: Der im Ellbogen völlig gestreckte Arm wird soweit adduziert, daß er in Richtung der contralateralen SIAS zeigt und somit genau über den Fasern des Pectoralis minor liegt. Nun wird der Arm maximal außen rotiert; der Testdruck des Untersuchers mit einem Kontakt an der Hinterseite von Humerus und Ellbogen geht dann in Richtung Elevation (Abduktion) des Armes. Die andere Hand stabilisiert die Schulter.

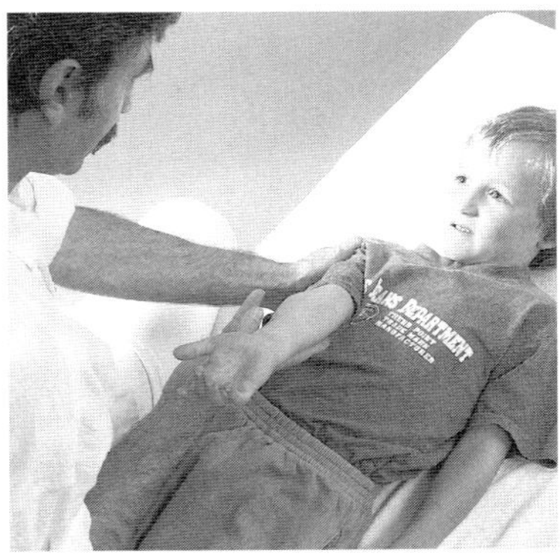

Test des Pectoralis minor.

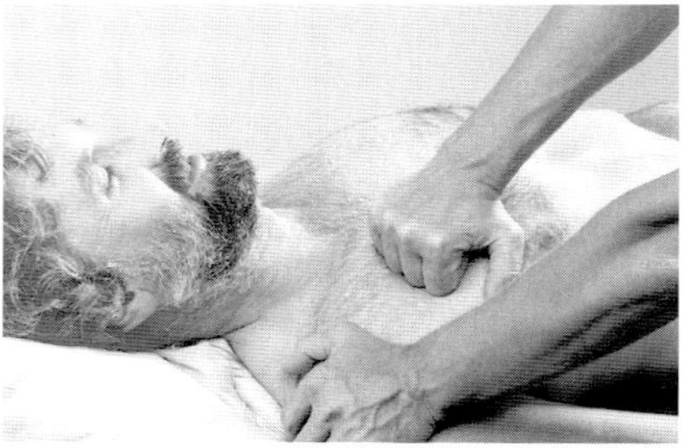

Fascienbehandlung des Pectoralis minor in Rückenlage. Die linke Hand des Therapeuten drückt den Proc. coracoideus nach dorsolateral und bringt den Muskel in eine Dehnungsposition.

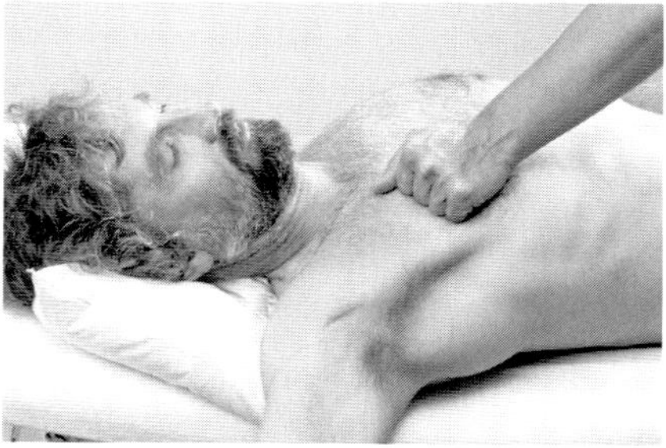

Alternative Fascienbehandlung des Pectoralis minor, wobei der Patient durch Abduktion und Hängenlassen des Armes über den Tischrand eine Dehnposition einnimmt.

Peroneus brevis, tertius

> **Ursprung:** *Brevis:* distales Drittel der lateralen Fibula und Septum intermusculare. *Tertius:* untere Hälfte des Margo anterior fibulae und Septum intermusculare.

> **Ansatz:** *Brevis:* Tuberositas des Metatarsale V. *Tertius:* Metatarsale V und Basis des Metatarsale IV. Achtung: die Sehne des Tertius verläuft vor dem Malleolus lateralis. Dieser Muskel ist außerdem oftmals gar nicht angelegt.

> **Funktion:** Fußpronation und -Extension. Beim Gehen Stabilisierung des Fußes bereits beim Fersenaufsatz und wenn das Gewicht nach vorne gebracht wird.

> **Test:** Der Patient hält den Vorfuß in maximaler Extension und Pronation und die Zehen in vollständiger Flexion. Die Testhand nimmt weichen Kontakt dorsalseitig über dem lateralen Fußrücken; Testvektor bogenförmig in Richtung Flexion und Supination. Der Patient drückt in Richtung Extension und Pronation.

> **Nerval:** N. peroneus L 4, 5, S 1

> **Schwächezeichen:** Adduktion des Fußes beim Gehen, starke Supination des Fußes während der Schwungphase des Beines.

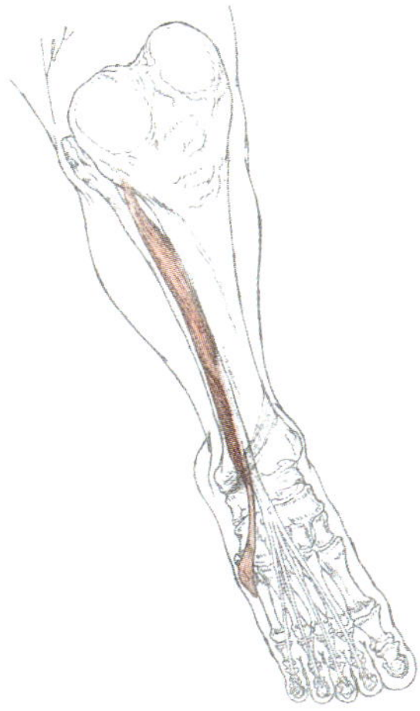

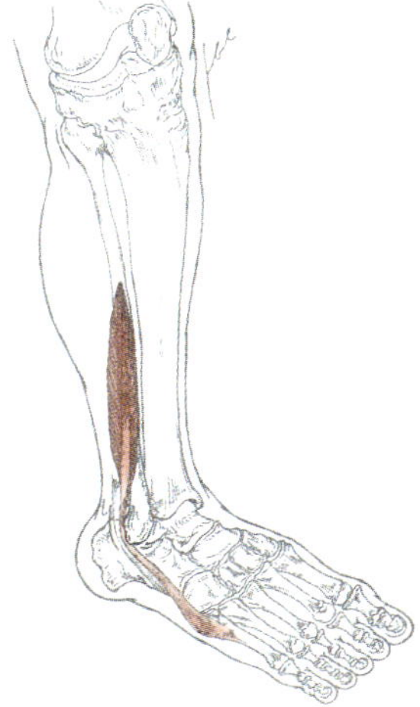

Peroneus brevis (oben); Peroneus tertius (unten).

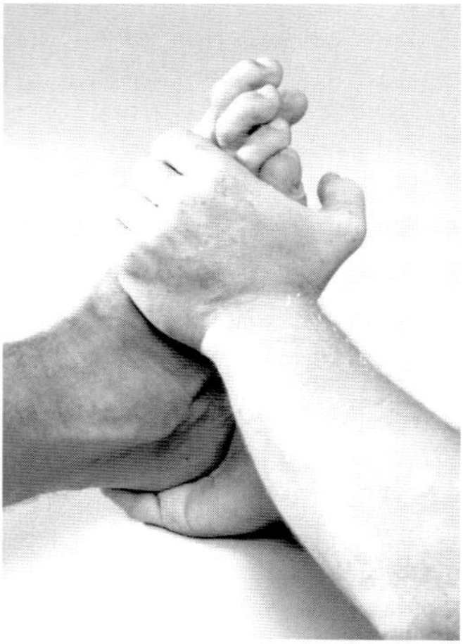

Achtung vor zu punktuellem Kontakt an den Metatarsalia, weil die dadurch verursachten Schmerzen eine Schwäche vortäuschen würden.

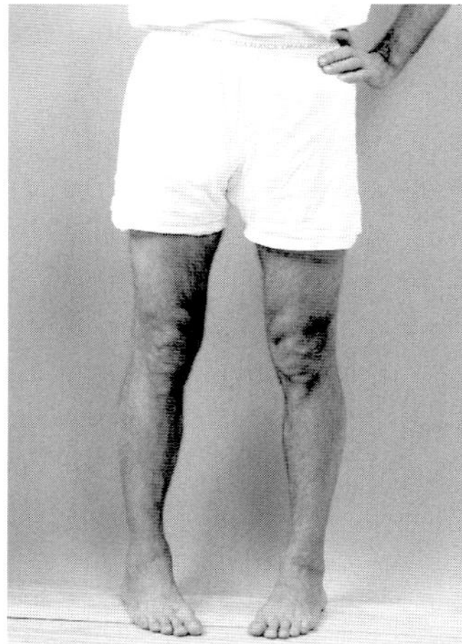

Kräftigungsübung der Peronei: Ausgangsposition ist 45° Innenrotation beider Füße, sodaß ein 90°-Winkel entsteht.

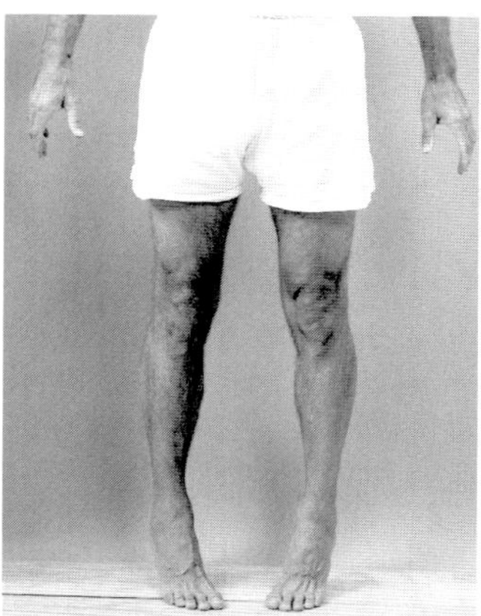

Aus der beschriebenen Ausgangsposition erfolgt nun langsames Heben in den Zehenspitzenstand so lange, wie die Zehenballen auf der Unterlage fixiert bleiben können – gefolgt vom Absenken in die Ausgangsposition. Wenn mehr als 40 Wiederholungen problemlos möglich sind, folgt die einbeinige Ausführung, für Leistungssportler mit Zusatzgewicht.

- **NL:** *anterior:* Symphysenunterrand
  posterior: Zwischen L 5 und SIPS.
- **NV:** Eminentia frontalis.
- **Meridian:** Blase **Sp:** Bl 65
- **Organ:** Blase
- **Nährstoffe/Heilmittel:** Vitamin A, Thiamin-Komplex, Kalium, Nieren- und Blasenmittel.
- **Schwächezeichen:** Eine Schwäche des Peroneus brevis und tertius wird durch lauteren Vorfußaufsatz hörbar sein („Steppergang") und auch eine kleine laterale Ausweichbewegung beim Nach-Vorne-Bringen des Körpergewichtes verursachen.
  Eine Ursache für Schwäche liegt in einer Läsion des proximalen und distalen Tibiofibulargelenkes nach einem Supinationstrauma des Sprunggelenkes. Eine Approximationshilfe mit z.B. Tape um das Caput fibulae stärkt augenblicklich die Peronei.

Peroneus longus

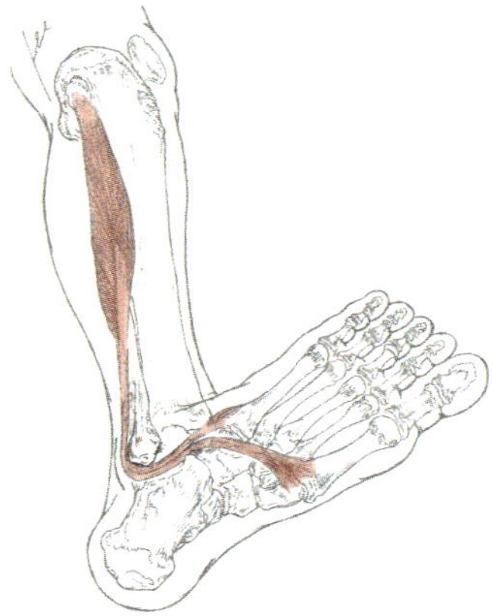

- **Ursprung:** Caput fibulae, craniale 2/3 der lateralen Fibulafläche und Septum intermusculare.
- **Ansatz:** Ventral-lateral am Metatarsale I und medial am Cuneiforme.
- **Funktion:** Plantarflexion und Pronation; in der mittleren Gehphase stabilisiert er den Fuß. Bildet zusammen mit dem Tibialis posterior den „muskulären Steigbügel" zur Aufrechterhaltung des Fußlängsgewölbes.
- **Test:** Der Patient hält den Fuß in maximaler Plantarflexion, Zehenflexion und Pronation. Die Stabilisationshand nimmt weichen Kontakt am Unterschenkel, sodaß der Daumen gleichzeitig die Sehne des Tibialis anterior palpiert – darauf achtend, daß keine Kontraktion dieses Muskels erfolgt. Die Testhand wird dorsal flächig von lateral über die Metatarsalia gelegt; Testvektor bogenförmig in Richtung Supination und Adduktion. Der Patient drückt weiter in Richtung Plantarflexion und Pronation.
- **Nerval:** N. peroneus L 4, 5, S 1
- **NL:** *anterior:* Symphysenunterrand *posterior:* Zwischen L 5 und SIPS.

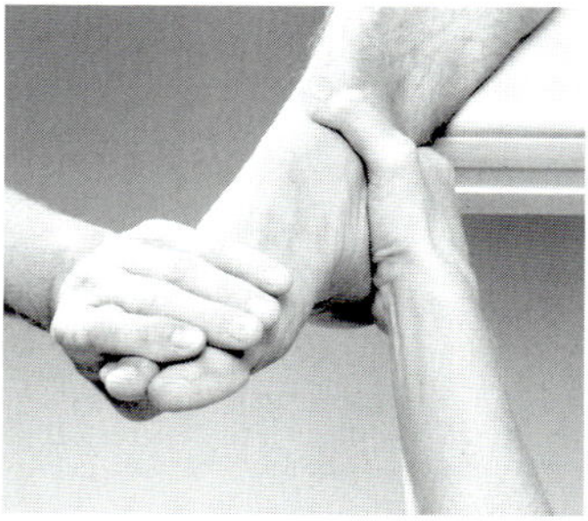

Test mit klassischer Handanlage.

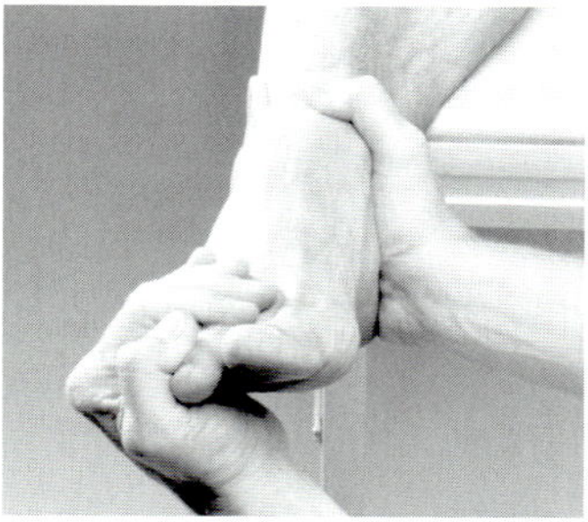

Test mit alternativer Handanlage.

> **NV:** Eminentia frontalis.

> **Meridian:** Blase **Sp:** Bl 65

> **Organ:** Blase

> **Nährstoffe/Heilmittel:** Vitamin A, Thiamin-Komplex, Kalium. Nieren- und Blasenmittel.

> **Schwächezeichen:** Adduktion des Fußes beim Gehen, starke Supination des Fußes während der Schwungphase des Beines.

> **Beachte:** Dieser Muskel ist ein wichtiger lateraler Stabilisator des Sprunggelenkes. Eine Schwäche wird häufig durch eine Instabilität des proximalen Tibiofibulargelenkes ausgelöst.
Für die Peroneus longus-Kräftigung gilt die gleiche Übung wie unter Peroneus brevis beschrieben.

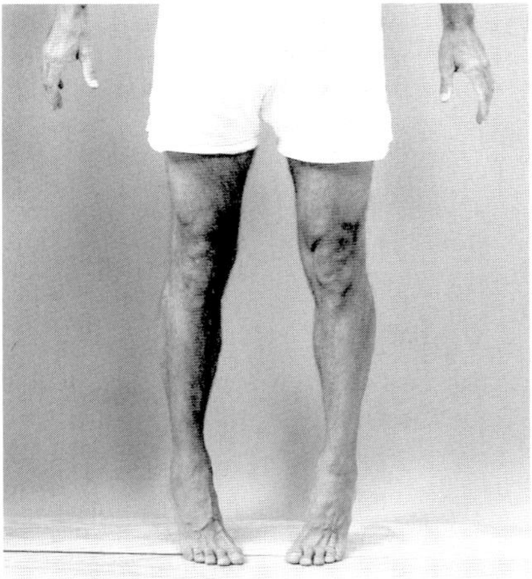

Aus der beschriebenen Ausgangsposition erfolgt nun langsames Heben in den Zehenspitzenstand so lange, wie die Zehenballen auf der Unterlage fixiert bleiben können – gefolgt vom Absenken in die Ausgangsposition. Wenn mehr als 40 Wiederholungen problemlos möglich sind, folgt die einbeinige Ausführung, für Leistungssportler mit Zusatzgewicht.

Piriformis

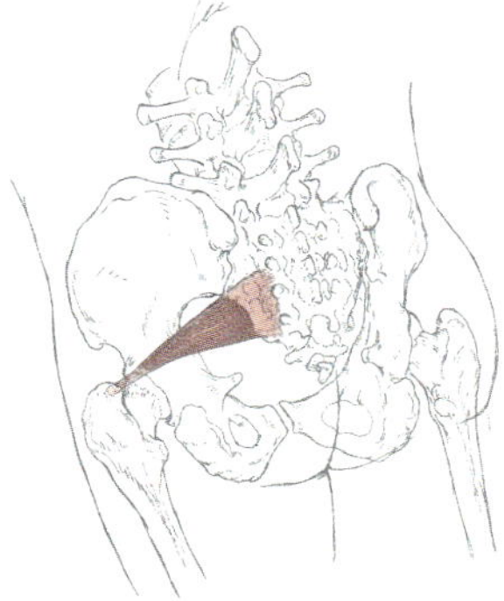

> **Ursprung:** Vorderseite des Sacrum zwischen und lateral der Foramina II–IV, Kapsel des SIG, Rand des Foramen ischiadicum, Lig. sacrotuberale.

> **Ansatz:** Oberer Rand des Trochanter major.

> **Funktion:** Bis 90° Flexion Außenrotation, Abduktion. Über 90° Flexion Innenrotation.

> **Achtung:** Bei Flexion von mehr als 90° im Hüftgelenk wirkt der Piriformis als Innenrotator!

> **Test in Rückenlage:** Flexion im Hüftgelenk bis 80°, im Kniegelenk 90° mit maximaler Außenrotation des Oberschenkels. Kontakt am medialen distalen Unterschenkel bei gleichzeitiger Stabilisierung des Knies mit der anderen Hand. Der Patient drückt weiter in Richtung Außenrotation, der Untersucher zieht über den Unterschenkel in Richtung Innenrotation.

> **Test in Bauchlage:** Beugung im Kniegelenk von 90°, maximale AR des Oberschenkels – dies bedeutet in Bauchlage, daß der Unterschenkel nach medial gedrückt wird! Kontakt am medialen distalen Unterschenkel, Stabilisierung durch die andere Hand, der Testdruck geht nach lateral.

> **Test im Sitzen:** Der Patient hält sich an der hinteren Tischkante fest. Maximale Außenrotation im Hüftgelenk. Eine Hand als Hypomochlion von lateral an das etwa 90° flektierte Kniegelenk. Die Testhand nimmt breiten weichen Kontakt am distalen Unterschenkel; Testvektor nach lateral in Richtung Innenrotation. Der Piriformis ist der wahrscheinlich am häufigsten falsch getestete Muskel, weil sich seine Funktion als Außenrotator bei mehr als 90° Hüftflexion umkehrt. Daher ist es wichtig, daß sich der Patient an der hinteren Tischkante festhält, weil er sonst dazu tendieren würde, beim Testen zuzusehen – mit der Gefahr der vermehrten Hüftflexion.

> **DD:** Bei starkem Piriformis und V.a. Discuproblematik oder Imbrication der LWS lässt man den Patienten durch Zug über die Arme den Anpressdruck und damit die Belastung der Bandscheiben und Intervertebralgelenke (v.a. L 5/S 1) erhöhen.

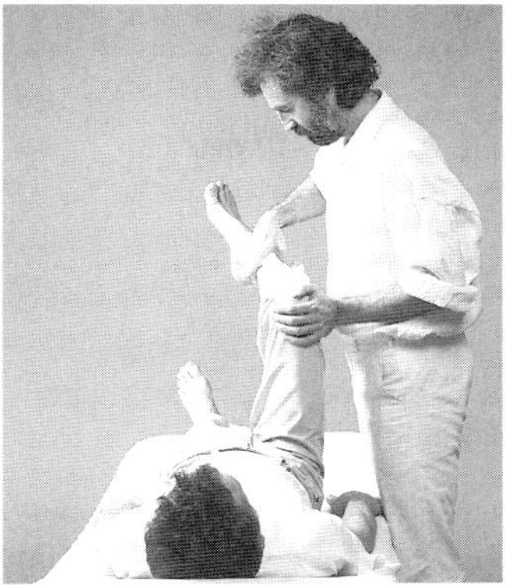

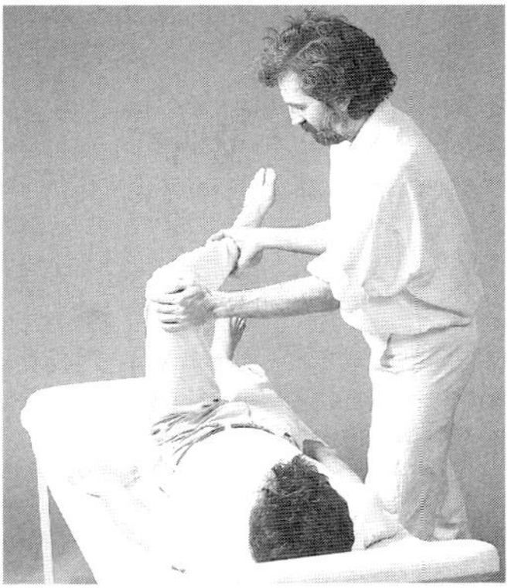

Lokalen Druckschmerz und Klammern am Unterschenkel vermeiden, weil hier eine Reunionszone von Akupunkturmeridianen liegt. Bei Verdacht auf unabsichtliche TL bzw. Challenge empfiehlt sich die Testung mit Polsterung, z.B. durch ein flaches Kissen oder gefaltetes Handtuch!

Die beiden Bilder zeigen, daß man die Muskeln beider Seiten auch von der gleichen Seite des Tisches aus testen kann.

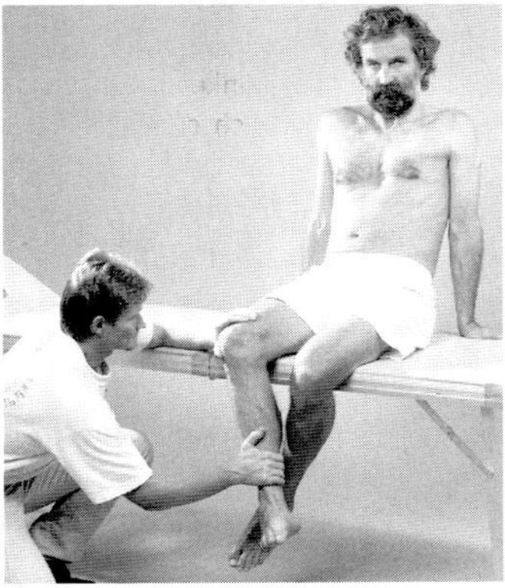

Test des Piriformis im Sitzen.

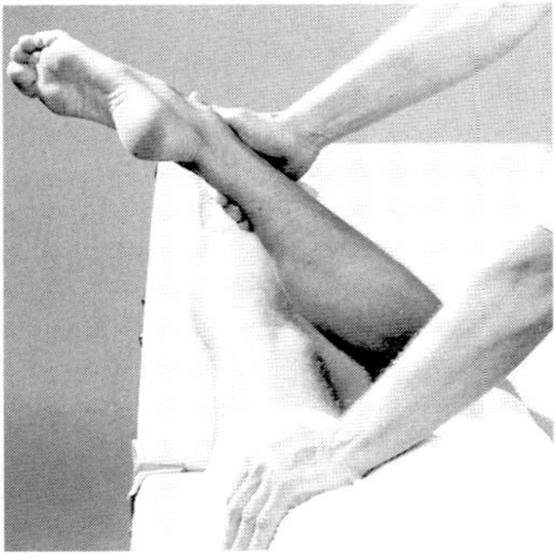

Piriformis-Test in Bauchlage.

Wenn dabei eine Piriformisschwäche auftritt, kann in Rückenlage mit einfacher oder doppelter TL bzw. mit Challenge die weitere Differentialdiagnose gestellt werden.

> **Test im Stehen:** Patient lehnt rücklings an der Wand oder fixiert sich im Türrahmen. Hüftflexion bis etwa 80° und vollständige AR, Knieflexion 90°. Kontakt am distalen Unterschenkel. Stabilisationshand lateral am Knie. Testvektor in Richtung Innenrotation der Hüfte. Der Patient drückt in Richtung AR.

> **Nerval:** Plexus sacralis, L 5, S 1, S 2

> **NL:** *anterior:* 1 QF lateral der Symphyse
posterior: Zwischen L 5 und SIPS

> **NV:** Eminentia parietalis

> **Meridian:** Kreislauf/Sex **Sp:** Ks 7

> **Organ:** Reproduktionsorgane

> **Nährstoffe/Heilmittel:** Vitamin E, Vitamin A, Niacin, Zink und andere Co-Faktoren der aus Cholesterin her-

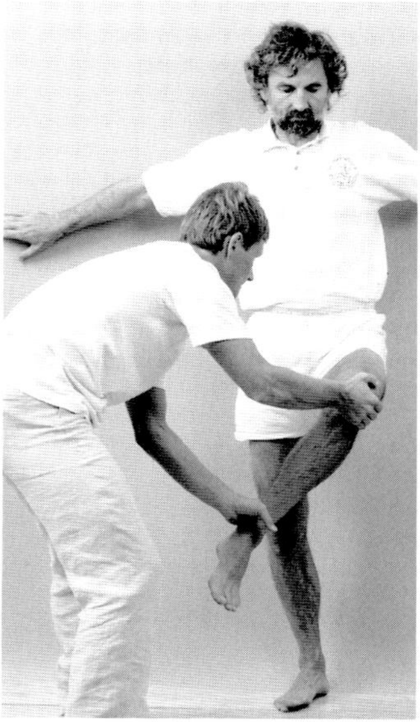

Piriformis-Test stehend rücklings.

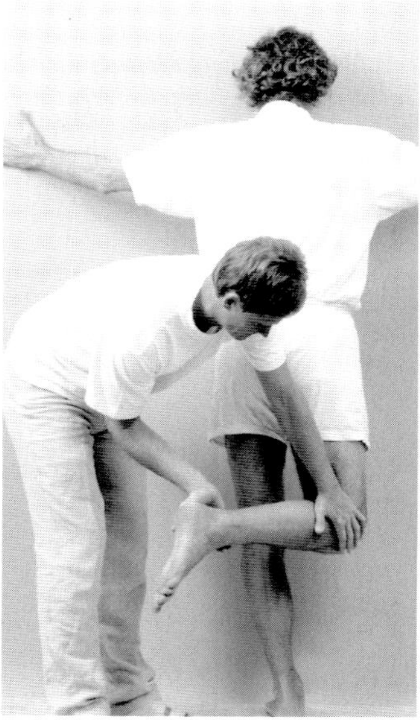

Piriformis-Test stehend zur Wand gedreht.

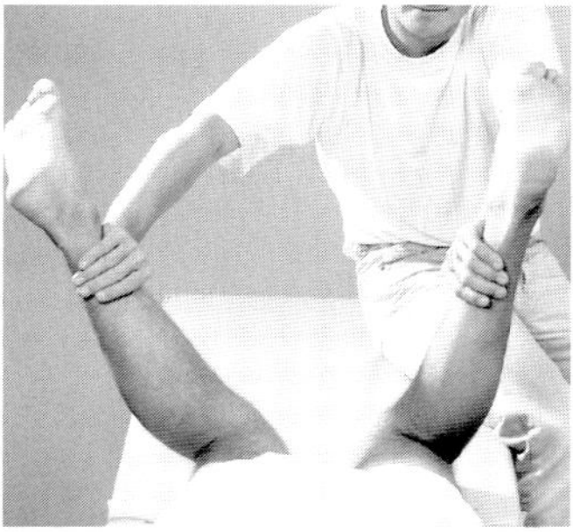

Prüfung der passiven Innenrotation und Dehnungsfähigkeit der Piriformi.

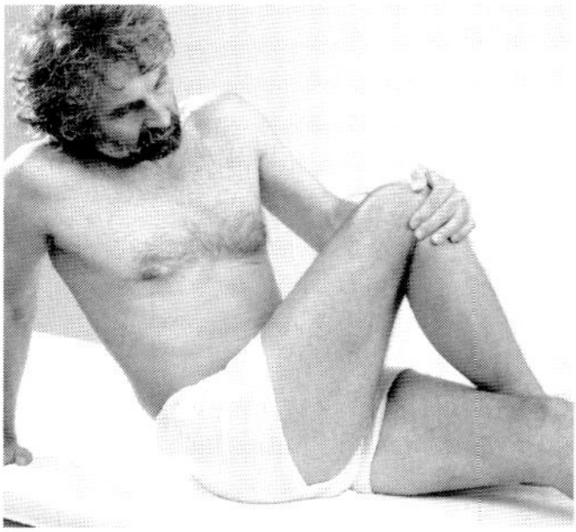

Dehnungsposition des rechten Piriformis. Das rechte im Knie angewinkelte Bein wird lateral des gestreckten linken Beines angestellt. Die linke Hand zieht das rechte Knie zur linken Schulter. Durch Aufheben der LWS-Lordose wird die Dehnwirkung verstärkt.

gestellten Sexualhormone. Organextrakte von Reproduktionsorganen, entsprechende Homöopathika inkl. Nosoden und Phytotherapeutika!

> **Beachte:**

- Der Piriformis ist einer der wichtigsten Muskeln bei allen Becken- und Lumbalproblemen. Er zieht direkt über das SIG und ist deshalb für die Stabilität desselben von extremer Bedeutung.
- Eine beidseitige Schwäche des Piriformis kann auf schwerwiegende strukturelle Probleme hinweisen, findet sich aber klinisch häufiger bei chronischen Unterleibsprozessen. Gelingt es, den Piriformis beidseits zu stärken, so lassen sich oft auch schwierigste Beschwerden erfolgreich behandeln.
- Bei einseitiger, meist strukturell bedingter Schwäche des Piriformis lohnt sich häufig eine postisometrische Relaxation des kontralateralen, meist total verkürzten und verhärteten Muskels.
- Ein verkürzter, häufig hypertoner Piriformis kann zu Nervenbedrängungsproblemen mit hartnäckigen Lumboischialgien führen. Bei der Untersuchung in Bauchlage fällt eine deutliche Differenz in der passiven Innenrotationsfähigkeit der Hüftgelenke auf.

Popliteus

- **Ursprung:** Condylus lateralis des Femur, Kniegelenkskapsel, lateraler Meniskus, Fibulaköpfchen.

- **Ansatz:** Mediale Rückseite der Tibia oberhalb der Linea M. solei.

- **Funktion:** Bei fixiertem Femur IR der Tibia – bei fixierter Tibia AR des Femur. Wichtiger Stabilisator des dorsalen Kniegelenks. Zieht den Außenmeniscus bei Flexion des Knies nach hinten. Beim Aufsetzen des durchgedrückten Beines kontrahiert sich der Muskel, um eine Hyperextension oder ein Einrasten des Kniegelenks zu verhindern und hilft so beim Abfedern der Stoßbelastungen.

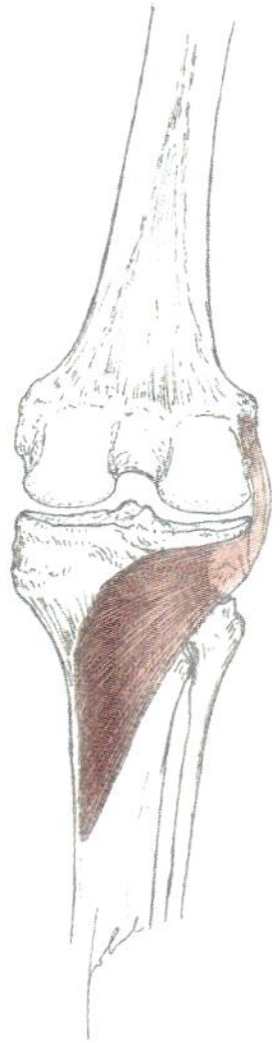

- **Test:** Im Sitzen; in Rücken- und Bauchlage. Flexion im Kniegelenk und im Sprunggelenk jeweils 90°. Weicher, breiter Kontakt am Innenfuß. Die stabilisierende Hand hält den Calcaneus von hinten und außen. Der Testdruck erfolgt in Richtung AR der Tibia über den Hebel des Fußes; wichtig ist jedoch, sich nicht darauf zu konzentrieren, ob der Untersucher den Fuß rotieren kann, sondern ob die Tibia oder genauer das Tuberculum tibiae fixiert gehalten wird.
Instabilität oder Schmerzhaftigkeit im Knöchelbereich macht eine Testung des Popliteus problematisch bis unmöglich!

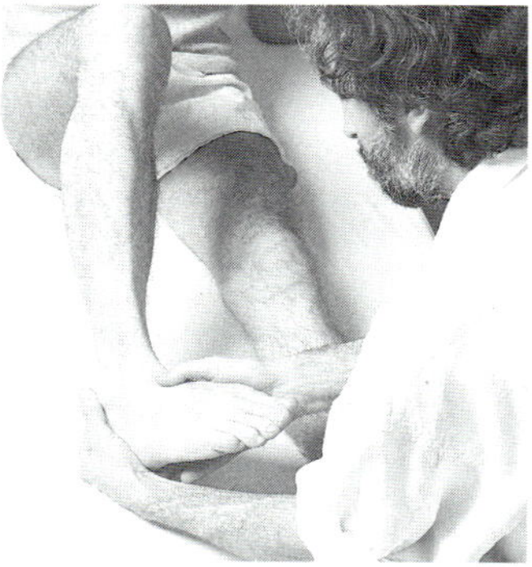

Jeglicher Druck auf die Großzehe bzw. das Großzehengrundgelenk (insbesondere bei Hallux valgus) ist zu vermeiden!

- **Test in Bauchlage:** 90° Knieflexion und maximale Innenrotation des Unterschenkels. Fixationshand am Calcaneus. Weicher Kontakt von medial im Mittelfußbereich. Testvektor in Richtung Außenrotation des Kniegelenkes. Patient drückt nach innen in die Innenrotation.
- **Nerval:** N. tibialis; L 4–S 1
- **NL:** *anterior:* 5. ICR parasternal bis zur Mamillarlinie, nur rechts.
  posterior: Paravertebral in Höhe Th 6/7.
- **NV:** Medialer Kniegelenksspalt
- **Meridian:** Gallenblase **Sp:** Gb 38
- **Organ:** Gallenblase
- **Nährstoffe/Heilmittel:** Vitamin A, Vitamin F, Gallensalze, Leber/ Gallemittel.
- **Beachte:** Häufig irritieren Narbenstörfelder nach Knieoperationen den Popliteus und den Gallenblasenregelkreis (Lage des Neurovaskulären Reflexes!)
  Ein Hyperextensionstrauma des Kniegelenkes kann für eine Schwäche verantwortlich sein. Die häufigsten lokalen Probleme sind Fascien- und Spindelzellstörungen.

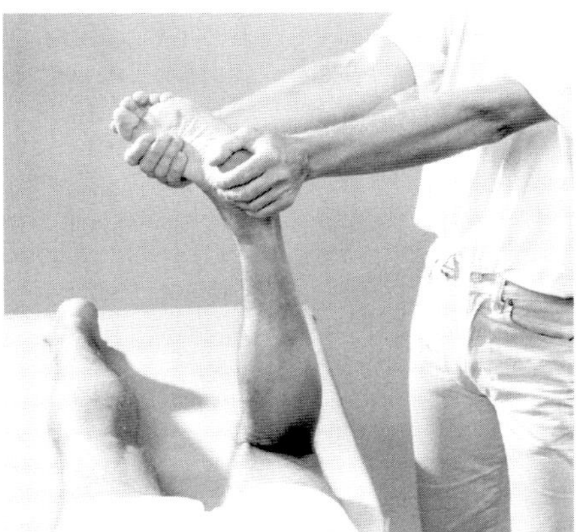

Popliteus-Test in Bauchlage.

Pronator quadratus

> **Ursprung:** Distales Viertel der Ulna, medial-anterior.

> **Ansatz:** Distales Viertel des Radius, lateral-anterior (umschlingt förmlich den Radius).

> **Funktion:** Pronation des Unterarms.

> **Synergist:** Pronator teres

> **Antagonist:** Supinator

> **Test:** Maximale Ellbogenflexion und Pronation, um die synergistische Wirkung des Pronator teres möglichst aus dem Test herauszunehmen. Der Test erfolgt in Richtung Supination mit weichem Kontakt über die Faust, bei Schmerzen in den Fingergelenken über den Unterarm. Dabei ist eine therapeutische Kompression des distalen Radioulnargelenkes möglichst zu vermeiden. Der Patient drückt in Richtung Pronation.

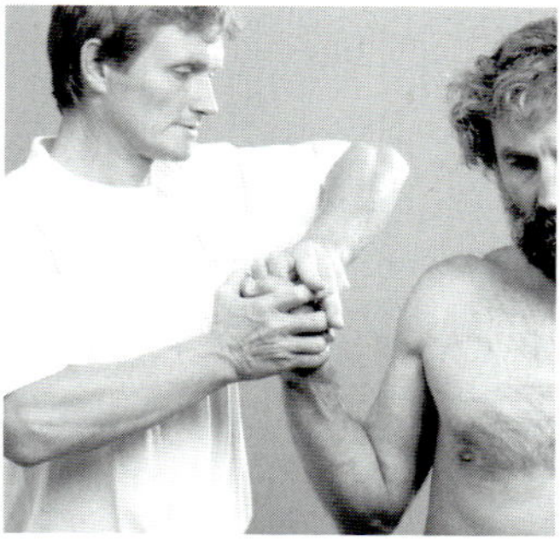

Test des Pronator quadratus.

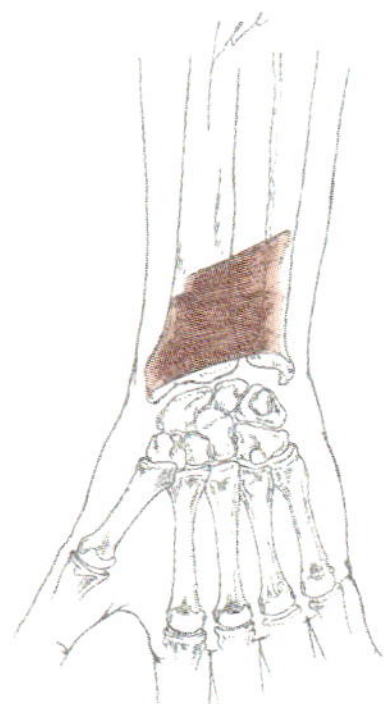

> **Nerval:** N. medianus C 6, 7

> **NL:** *anterior:* hinter den Brustwarzen im 4. ICR.
> *posterior:* Distal des Angulus inferior scapulae.

> **Meridian:** Magen **Sp:** Ma 45

> **Organ:** Magen

> **Nährstoffe/Heilmittel:** Zink, Bicarbonate, Phytotherapeutika zur Magenstimulation, Betain-HCl, B-Komplex.

> **Beachte:** Dieser Muskel leistet die muskuläre Fixation des distalen Radioulnargelenkes.
> Bei Schwäche ist ein Divergieren von Radius und Ulna möglich mit Engpässen im Carpaltunnel. Er testet am häufigsten schwach nach Distorsionstraumen des Handgelenkes.

Pronator teres

> **Ursprung:**
Humeraler Anteil: Oberhalb des Epicondylus medialis humeri.
Ulnarer Anteil: Proc. coronoideus der Ulna.

> **Ansatz:** Mittleres Drittel der Ulna.

> **Funktion:** Pronation im Radioulnargelenk und Flexion im Ellbogengelenk.

> **Test:** Ellbogen zwischen 45 bis 60° Flexion bei vollständiger Pronation. Testvektor über weichen Kontakt am distalen Unterarm oder die Faust in Richtung Supination. Der Patient drückt in die Pronation.

> **Synergisten:** Pronator quadratus, Brachioradialis

> **Antagonisten:** Supinator

> **Nerval:** N. medianus C 6, 7

> **NL:** *anterior:* hinter den Brustwarzen im 4. ICR.
posterior: Distal des Angulus inferior scapulae.

> **Meridian:** Magen **Sp:** Ma 45

> **Organ:** Magen

> **Nährstoffe/Heilmittel:** Zink, Bicarbonate, Phytotherapeutika zur Magenstimulation, Betain-HCl, B-Komplex

> **Beachte:** Dies ist der wohl wichtigste Testmuskel bei allen Ellbogenproblemen. Er stabilisiert muskulär das proximale Radioulnargelenk. Ob typischer Tennisellbogen, posttraumatischer Golferellbogen oder überlastungsbedingter Ellbogenschmerz, fast immer sind hier lokale Muskelstörungen zu finden.
Denke gerade bei chronischen Ellbogenschmerzen mit gleichzeitiger allergischer Diathese immer auch an den wichtigen Co-Faktor Zink.

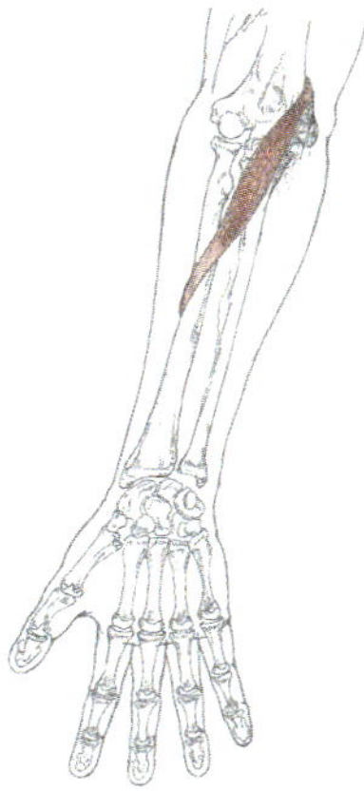

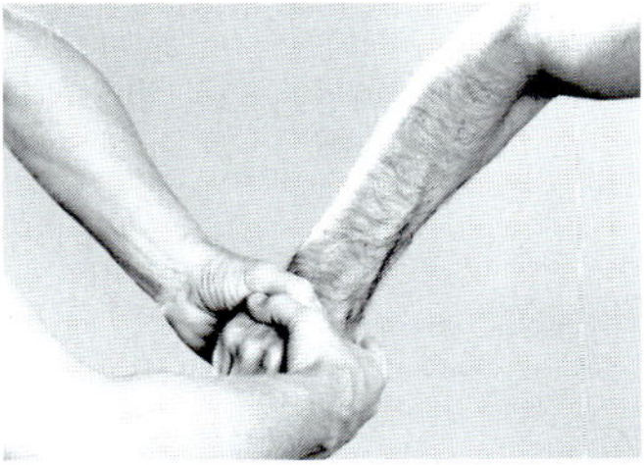

Test des Pronator teres.

Quadratus lumborum

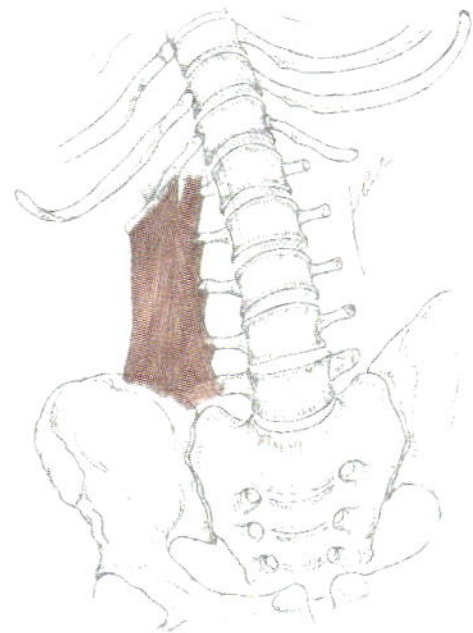

- **Ursprung:** Dorsale Fläche der Spina iliaca und Lig. iliolumbale.
- **Ansatz:** QF L 1–L 4 und Unterseite der 12. Rippe.
- **Funktion:** Hebt das Becken bei fixiertem Brustkorb; Seitneigung der LWS bei fixiertem Becken.
- **Test:** Patient in Rückenlage in C-Form, der Therapeut steht an der konvexen Seite und legt eine Hand als Hypomochlion in Hüfthöhe des Patienten. Die Testhand umgreift von tischwärts die Unterschenkel. Der Patient stabilisiert diese Position durch Festhalten am Tisch; der Untersucher zieht im Tischniveau zu sich (Begradigung der C-Form).
- **Nerval:** Th 12–L 3
- **NL:** zwischen 11. und 12. Rippe nur dorsal
- **NV:** Eminentia parietalis
- **Meridian:** Dickdarm **Sp:** Di 2
- **Organ:** Appendix rechts, Houston-Klappe links.
- **Nährstoffe/Heilmittel:** Vit. A, C, E
- **Beachte:** Dieser Muskel sollte auf jeden Fall sorgfältig palpatorisch untersucht werden, v.a. bei akuten Schmerzzuständen. Häufig ist der Muskel verkürzt und verursacht dadurch eine Approximation der lumbalen Intervertebralgelenke (Imbrication), besonders häufig im Zusammenhang mit schwacher Glutaealmuskulatur. Bei Schwäche muß mit Palpation und TL nach intramuskulären Läsionen gesucht werden.
  Bei Skoliose oft einseitig schwach.

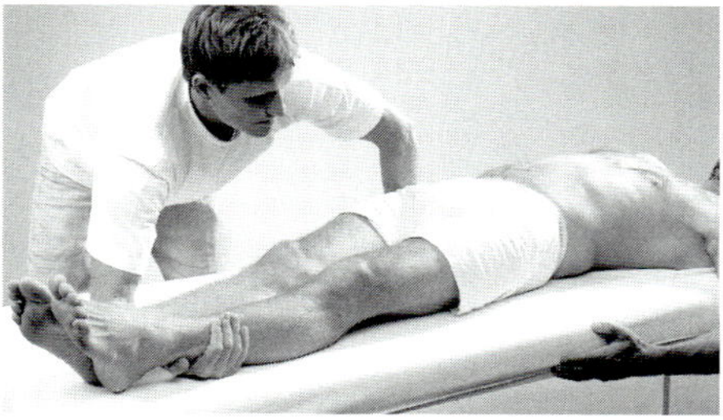

Test des Quadratus lumborum.

Quadriceps femoris

Mit Ausnahme von spezifischen orthopädischen Problemen, v.a. am Knie und Becken, testen wir von den vier Teilen des Quadriceps normalerweise nur den **Rectus femoris**, der deshalb hier als erster besprochen.

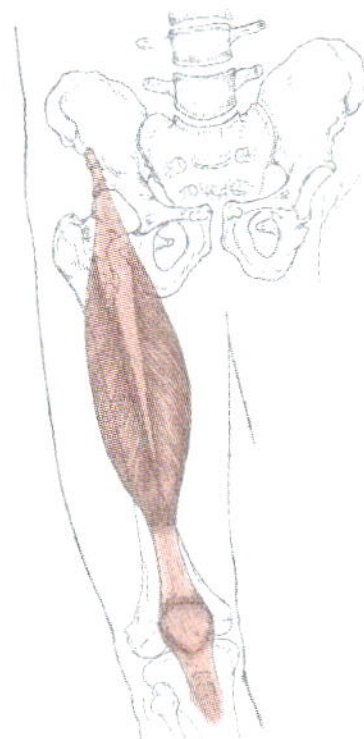

> **Ursprung:** Spina iliaca anterior superior, ein kleinerer querverlaufender Teil reicht zum Oberrand des Acetabulum und zur Hüftgelenkskapsel.

> **Ansatz:** Oberrand der Patella im Lig. patellae, über dieses bis zum Tuberculum tibiae.

> **Funktion:** Beugung in der Hüfte, Extension im Knie.

Die nachfolgenden nervalen und Reflexzuordnungen gelten für alle Anteile des Quadrizeps.

> **Nerval:** N. femoralis, L 2–4

> **NL:** *anterior:* Rippenbogen
> *posterior:* Paravertebral in Höhe Th 8–11

> **NV:** Eminentia parietalis

> **Meridian:** Dünndarm **Sp:** Dü 8

> **Organ:** Dünndarm

> **Nährstoffe/Heilmittel:** Vit. B-Komplex, Vit. D, Calcium, CoQ 10; vor allem auch Darmpräparate wie Acidophilus (primärer Keim im Dünndarm), Vitaldophilus® Colibiogen oral®, Hylak (forte)®, Omniflora®, FOS® usw.

> **Test:** Idealer Indikatortestmuskel in Rückenlage! Relativ gut auch testbar im Sitzen und Stehen. Das Bein wird in eine Position von 90° Beugung im Kniegelenk und ebenfalls 90° Beugung im Hüftgelenk gebracht. Kontakt am distalen Oberschenkel. Der Untersucher drückt in Richtung gerader Extension. Jegliche Rotation ist zu vermeiden, ebenfalls sollte der Winkel im Knie nicht verändert werden.
Da der Quadriceps ein sehr starker Muskel ist, kommt es hier besonders darauf an, daß der Untersucher seine eigene Testposition entsprechend der Muskelstärke des Patienten wählt. Dies bedeutet: Ein sehr kräftiger

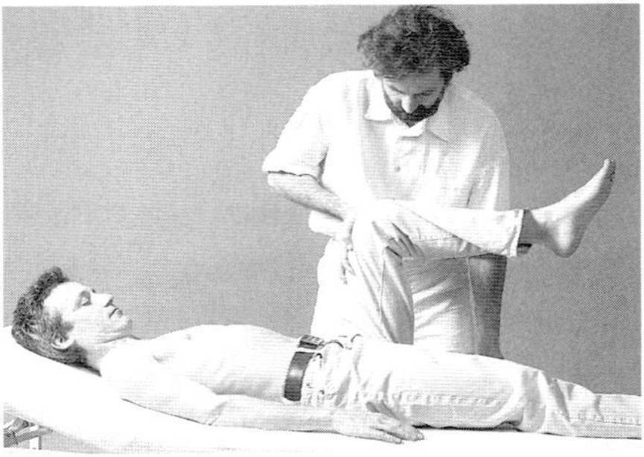

Klassischer Rectus-Test im Liegen.

Untersucher wird bei den allermeisten Patienten keine Probleme haben; ist jedoch der Patient im Verhältnis zum Untersucher sehr muskelkräftig, so wird es notwendig sein, sich entweder mit der anderen Hand am Tisch abzustützen oder gar dieses zu kombinieren mit einer verriegelten Position des Testarmes des Untersuchers nahe am Körper. Bei sehr zart gebauten oder empfindlichen Handgelenken ist ebenfalls Vorsicht geboten; in manchen Fällen wird man dann auf die Testung des Rectus femoris bei sehr starken Patienten verzichten.

> **Test im Sitzen:** 90° Knieflexion. Stabilisationshand ventral an der gleichseitigen Schulter. Testvektor über weichen Kontakt am distalen Oberschenkel nach caudal in Richtung Extension des Hüftgelenkes. Patient drückt zur ipsilateralen Schulter in Richtung Flexion.

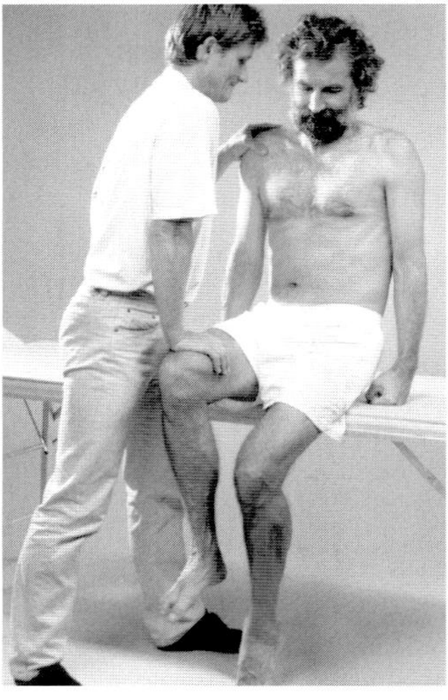

Rectus-Test im Sitzen.

- **Test im Stehen:** Patient lehnt rücklings an der Wand oder fixiert sich im Türrahmen. 90° Knieflexion. Stabilisationshand ventral an der gleichseitigen Schulter. Testvektor über weichen Kontakt am distalen Oberschenkel nach caudal in Richtung Extension des Hüftgelenkes. Patient drückt zur ipsilateralen Schulter in Richtung Flexion.

- **Beachte:**
  - Eine bilaterale, teilweise extreme Schwäche des Rectus femoris beidseits, häufig ohne jeglichen gravierenden Befund an der Wirbelsäule, findet man pathognomonisch bei dünndarmbezogenen Allergien und Dysbiosen, insbesondere auch bei Candidose! Bei diesen Patientengruppen ist auch der umgekehrte Befund häufig anzutreffen: Beidseitiger Hypertonus des Rectus femoris als Folge einer allergischen Reaktion des Dünndarms! Der Rectus femoris ist deshalb der ideale Indikatormuskel zur Untersuchung dieses Problembereichs!
  - Die einseitige Schwäche des Rectus femoris ist oft assoziiert mit dem häufigsten Subluxationsbefund am SIG: ›posteriores Ilium‹.

Die Testung der Vastus-Anteile erfolgt im Prinzip ausgehend von einer für alle Anteile gleichen Ausgangsposition.

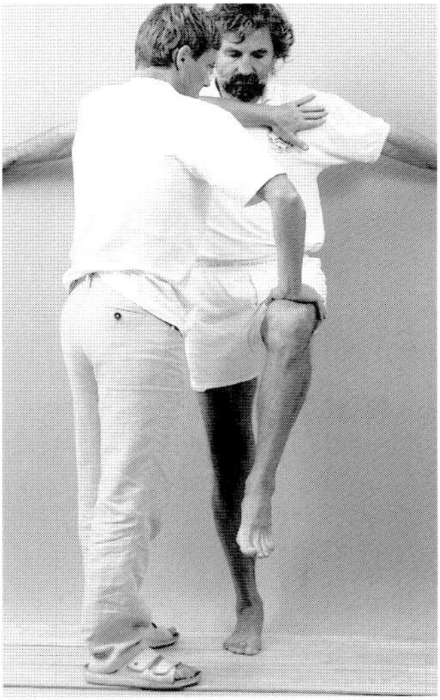

Rectus-Test im Stehen.

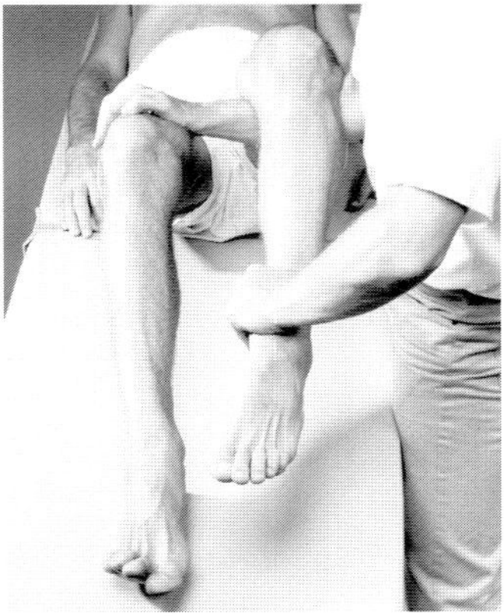

Ausgangstestposition für alle Vastus-Anteile.

Gemeinsame Testausgangsposition: Rückenlage des Patienten. Das zweite Bein wird ca. 70° flektiert, die craniale Hand des Untersuchers wird auf die Patella plaziert. Beide dienen als Hypomochlion. Das zu untersuchende Bein liegt auf dem Unterarm und es werden verschiedene Winkel von Knieflexion und IR/AR in der Hüfte eingestellt. Die Testhand liegt ventral auf dem unteren Schienbeindrittel. Es ist günstig, sich an der Tischunterkante mit den Oberschenkeln einzuhaken, weil sonst ein Maximalkrafttest nicht durchführbar sein könnte. Aus dieser Position können reaktive Muster zwischen den Quadricepsanteilen schnell bestimmt werden. Manchmal ist es bei asthenischen Patienten oder akuten lokalen Schmerzzuständen notwendig, ein Polster zwischen Unterarm und Kniekehle zu plazieren, damit keine Kompressionsschmerzen in der Kniekehle entstehen.

Vastus intermedius: Dieser Quadriceps-Anteil ist nicht isoliert testbar.

Vastus lateralis: Dies ist der weitaus größte der vier Quadricepsanteile. Die lateralen Patellaschmerzen der Läufer sind meist auf intramuskuläre Probleme des Vastus lateralis zurückzuführen.

> **Ursprung:** Laterale Fläche des Trochanter major, Linea intertrochanterica, Tuberositas glutea und Labium laterale der Linea aspera.

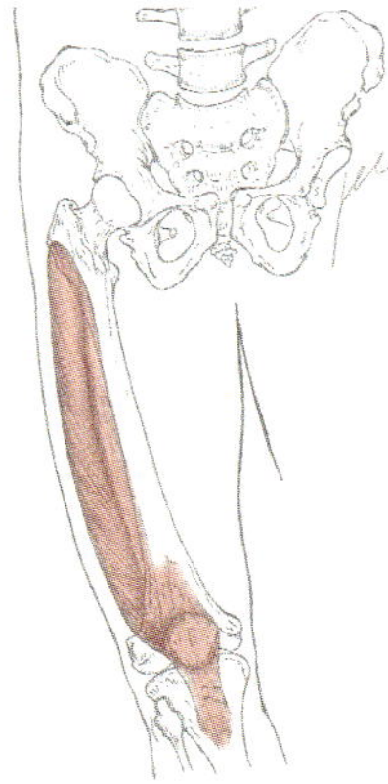

> **Ansatz:** Tuberositas tibiae

> **Funktion:** Streckung im Kniegelenk, Patellaführung im Gleitlager

> **Test:** Testvektor von der Ausgangsposition bogenförmig in Richtung

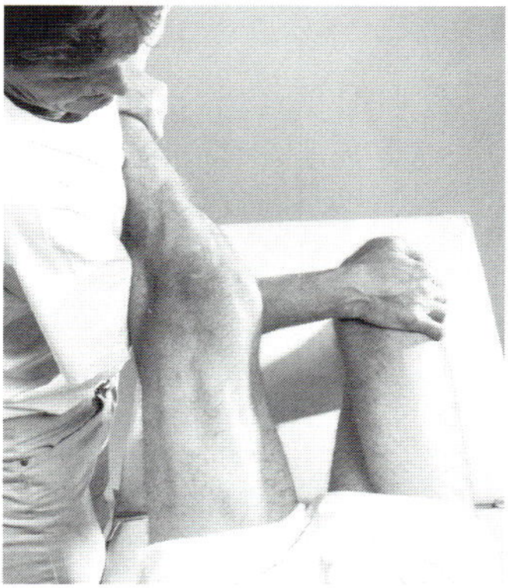

Vastus lateralis in Rückenlage.

Flexion/medial. Der Patient drückt in Richtung Extension/lateral.

Vastus medialis: Der Vastus medialis ist einer der wichtigsten medialen Kniestabilisatoren. Er neigt in Folge von Verletzungen des medialen Bandapparates im Knie zur Abschwächung. Mediale Patella-Ansatzbeschwerden sind meist auf intramuskuläre Probleme des Vastus medialis zurückzuführen.

> **Ursprung:** Gesamte posterolaterale Fläche des Femur, Linea intertrochanterica untere Hälfte, Labium mediale der Linea aspera, oberer Anteil der Linea supercondylaris.

> **Ansatz:** Tuberositas tibiae

> **Funktion:** Streckung im Kniegelenk, Patellaführung im Gleitlager

> **Test:** Testvektor von der Ausgangsposition bogenförmig in Richtung

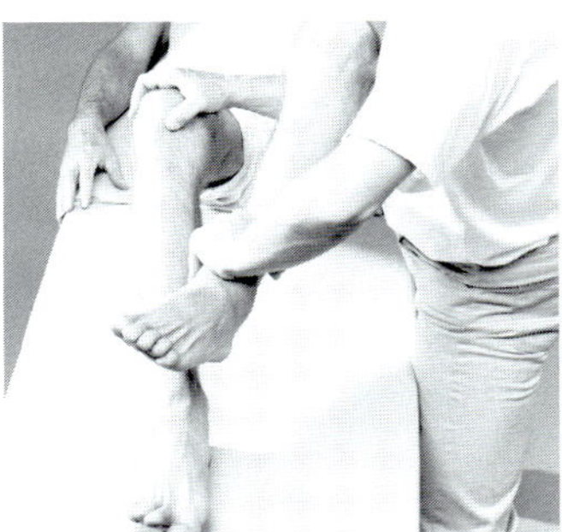

Test des Vastus medialis.

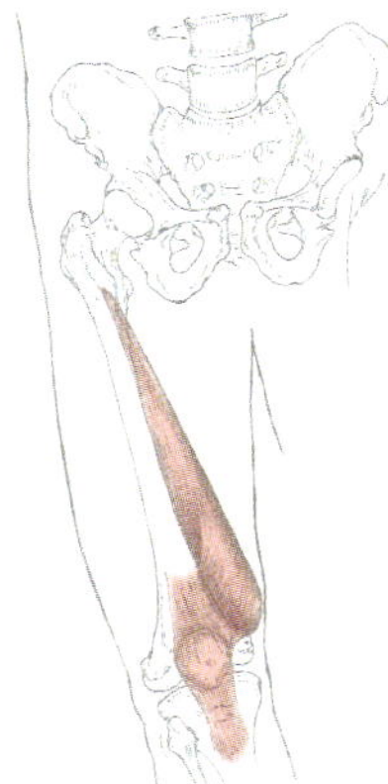

Flexion/lateral. Der Patient drückt in Richtung Extension/medial.
Eine weitere sehr gute Testposition für die Pars obliqua des Vastus medialis wurde von Leaf angegeben: Rückenlage des Patienten. Das stark gebeugte und in der Hüfte und Knie nach innen rotierte Bein wird mit der Ferse in Kniegelenkshöhe des gestreckte zweiten Beines plaziert. Testvektor über Fersenkontakt in Abduktion/Extension. Durch Lagerung in der Mitte der Schienbeinkante werden die mittleren Fasern getestet. Bei der Testung der cranialen Fasern ist die Ferse in Sprunggelenkshöhe.

Diese alternativen Tests der verschiedenen Anteile des Vastus medialis sind auf der folgenden Seite dargestellt.

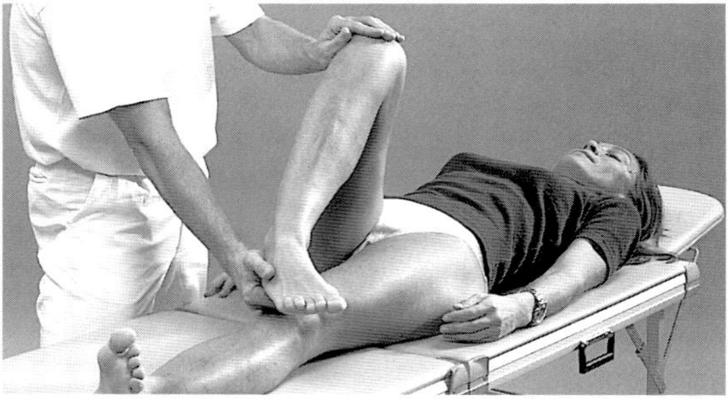

Vastus medialis pars obliqua.

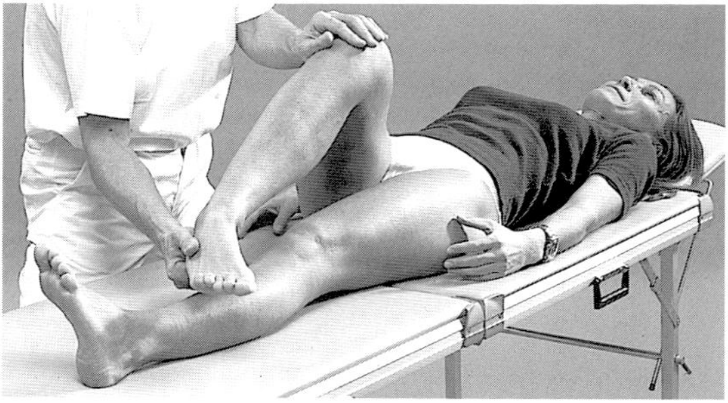

Vastus medialis pars intermedia.

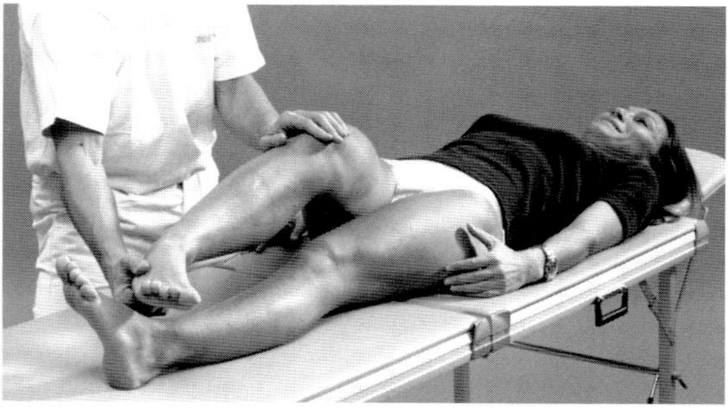

Vastus medialis pars superior.

Im Leistungssport sieht man oft verkürzte Recti, die häufig eine Schwäche der Hamstrings verursachen. Normalerweise sollte in Bauchlage die Ferse den Glutaeus maximus berühren.
Durch Druck auf die Glutaealregion von dorsal wird eine kompensatorische Hüftgelenksflexion verhindert.
Regelmäßige Dehnung der Recti vor der Hamstringskräftigung hebt langfristig die Dysbalance mit rezidivierenden Hamstringsläsionen auf.

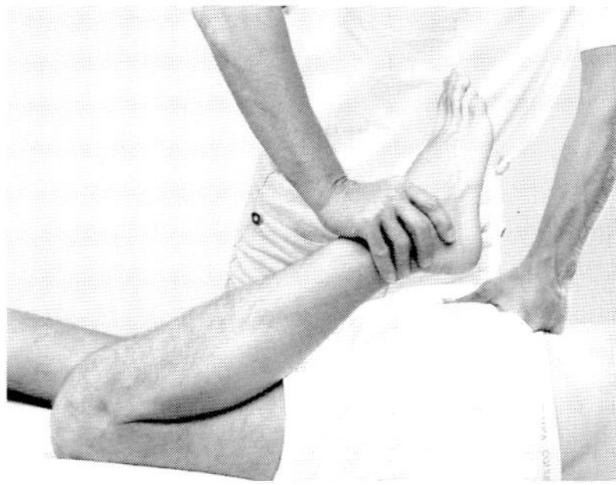

Leichte Verkürzung des Rectus femoris. Das Knie erreicht beim Dehnungstest nicht den gleichseitigen Glutaeus maximus.

> **Beachte:**

- Für Sportler sind reaktive Muster zwischen den verschiedenen Vastus-anteilen typisch.
- Für den Vastus intermedius ist die tiefe Palpation durch die Rectusfasern möglich.

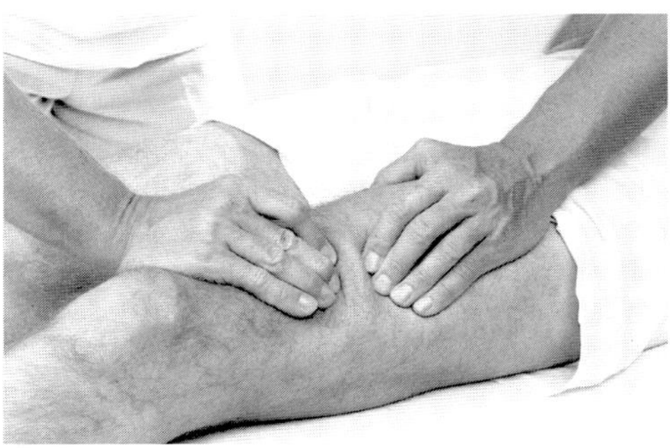

Sedierung einer Muskelspindelzelle im Vastus lateralis.

Rhomboidei

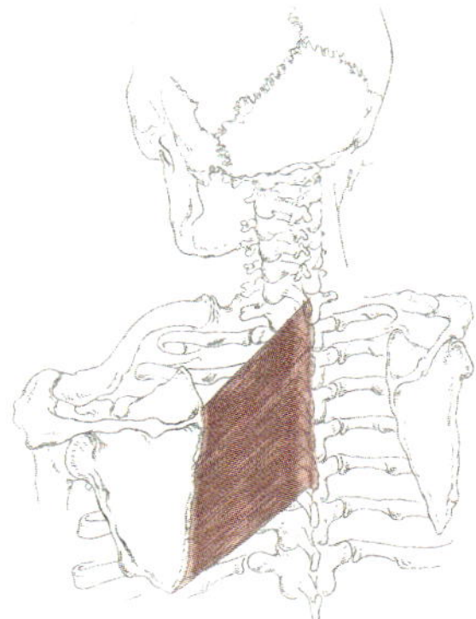

- **Ursprung:** Dornfortsätze C 7, Th 1–5
- **Ansatz:** Margo medialis scapulae
- **Funktion:** Zieht das Schulterblatt nach medial und cranial (wirkt dem Serratus anterior entgegen).
- **Test im Sitzen:** Unterarm in Supination, 90° Flexion und Schulterblätter völlig zur Wirbelsäule adduziert. Der Untersucher steht ventrolateral mit Blick auf die Scapula. Weicher Kontakt am Ellbogen; Testvektor in Richtung Abduktion. Der Patient fixiert die Schulter in Adduktion.
- **Test in Bauchlage:** Beide Schulterblätter werden maximal adduziert mit Flexion im Ellbogen. Dadurch ergibt sich zwangsläufig eine vollständige Außenrotation im Schultergelenk. Der Untersucher überkreuzt die Unterarme und nimmt weichen Kontakt am distalen Oberarm; Testvektor bogenförmig in Richtung Abduktion. Der Patient drückt die Ellbogen zusammen.
Wichtig ist es dabei, den medialen Scapularand zu beobachten, der fixiert bleiben sollte. Als Schwäche-

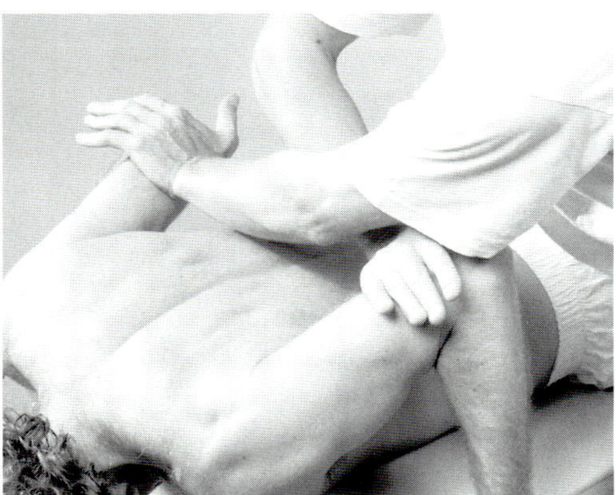

Bilaterale Rhomboideus-Testung in Bauchlage.

zeichen ist ein Tiefertreten und Abheben der Scapula vom Thorax zu werten.

> **Nerval:** N. dorsalis scapulae C 4, 5

> **Schwächezeichen:** Scapulae alatae/ Flügelschultern

> **NL:** *anterior:* im 6. ICR bis zur Mamillarlinie, nur links.
> *posterior:* Links paravertebral zwischen Th 6, 7.

> **NV:** Eminentia frontalis

> **Meridian:** Leber **Sp:** Le 2

> **Organ:** Leber

> **Nährstoffe/Heilmittel:** Vitamin A, Niacin, B-Komplex, Cholin, Methionin, Taurin usw.; Gallensalze, Organextrakte und Phytotherapeutika für die Leber.

Sartorius

> **Ursprung:** SIAS

> **Ansatz:** Pes anserinus (Medialseite der Tibia).

> **Funktion:** Einziger Muskel, der gleichzeitig Hüft- und Kniegelenk beugt! Außenrotation des Oberschenkels; bei Beugung im Kniegelenk Innenrotation der Tibia. Wichtiger medialer Stabilisator des Kniegelenks.

> **Test:** Am besten in Rückenlage. Der Test ist einer der schwierigsten in der AK. Es hat sich folgende Testmethode am besten bewährt (am Beispiel des rechten Sartorius): Man faßt mit der linken Hand das Knie von der Außenseite, mit der rechten Hand am distalen Unterschenkel von medial her direkt oberhalb des Malleolus. Das Bein wird durch den Untersucher bei Entspannung aller Muskeln des Patienten in weitestmögliche Abduktion mit maximaler Außenrotation und leichter Flexion im Hüftgelenk gebracht; gleichzeitig Flexion im Kniegelenk, sodaß der rechte Fuß etwa in Höhe des linken Knies des Patienten ist. Nun demonstriert man dem Patienten erst 2–3 mal im entspannten muskulären Zustand die Testbewegung des Untersuchers, die mit der linken Hand in Richtung Adduktion, Innenrotation und Extension im Hüftgelenk und mit der rechten Hand in Richtung Extension im Kniegelenk

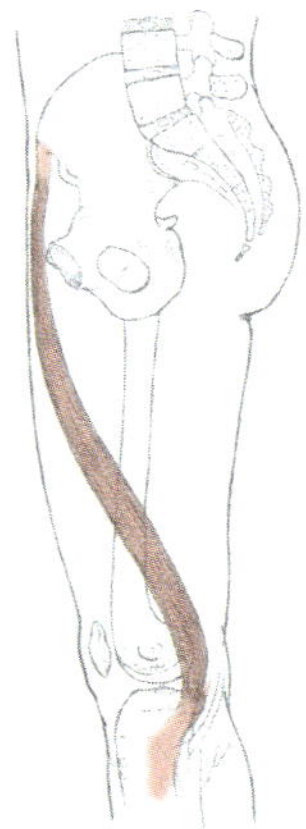

zeitgleich und harmonisch erfolgt. Hat man dem Patienten die komplexe Bewegung ausreichend erklärt, so erfolgt das Kommando, nun aktiv dieser Bewegung möglichst maximalen Widerstand entgegenzusetzen. Der Untersucher sollte mit beiden Händen etwa den gleichen Testdruck ausüben!

> **Schwächezeichen:** Der Patient versucht, über die Hamstring-Gruppe nur im Kniegelenk zu beugen oder, seltener, über die übrigen Abduktoren im Hüftgelenk die Abduktion durchzuführen.

> **Nerval:** N. femoralis, L 2, 3

> **NL:** *anterior:* 2 QF lateral und 3 QF cranial vom Nabel
> *posterior:* Paravertebral in Höhe Th 11/12

- **NV:** Lambda
- **Meridian:** Kreislauf/Sex **Sp:** KS 7
- **Organ:** Nebenniere
- **Nährstoffe/Heilmittel:** Vitamin C, Mangan, Tyrosin, B-Komplex (insbesondere B6, B12 und Folsäure), Ginseng, Nebennierenextraktpräparate und übrige Faktoren, die für eine optimale Nebennierenfunktion verantwortlich sind!
- **Beachte:**
  - Der Sartorius ist einer der wichtigsten Testmuskeln der AK wegen seines direkten Bezuges zur Nebenniere (Stress!) und wegen seiner Stabilisierungsfunktion für die Medialseite des Knies sowie für das Os ilium in Richtung anterior.
  - Ist er schwach, so kommt es oft zum häufigsten Subluxationsbefund des SIG: ›posteriores Ilium‹!

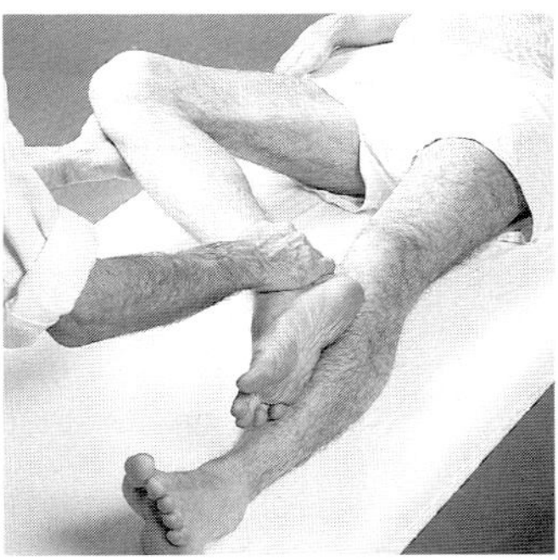

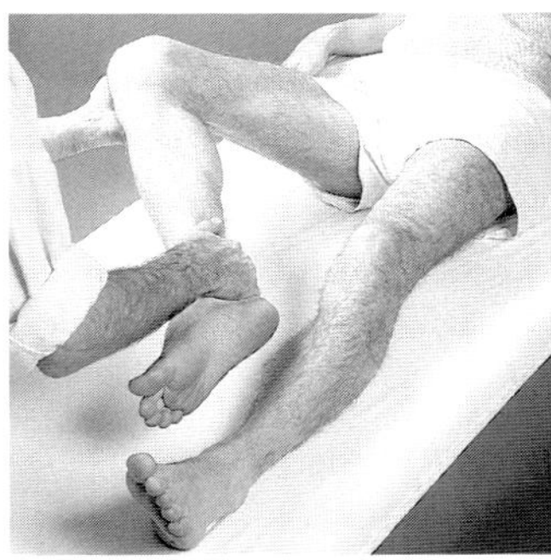

Ausgangsposition für den Test: Fuß unterhalb des kontralateralen Knies, Oberschenkel in weitest möglicher Abduktion. Langsamer Aufbau des Testdrucks, der mit beiden Händen etwa gleich stark ausgeübt werden soll, ist unbedingt Voraussetzung; andernfalls kann der Patient leicht übertölpelt werden.

Scaleni

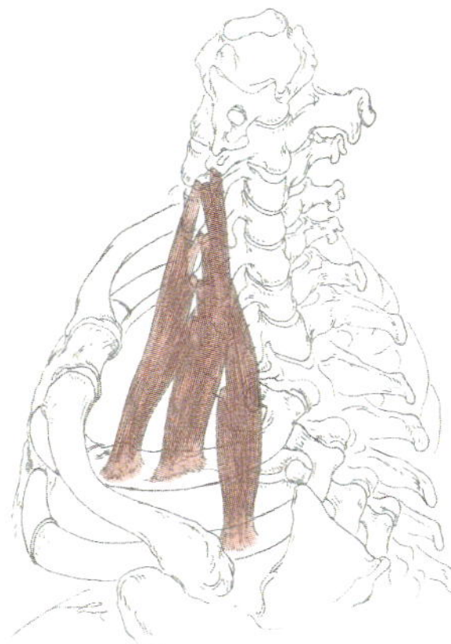

> **Ursprung:**
Scalenus anterior: Tuberculum anterior der Proc. transversi C 3–6
Scalenus medius: Tuberculum posterius der Proc. transversi C 2–7
Scalenus posterior: Tuberculum posterior der Proc. transversi C 5–7
Scalenus minimus: Proc. transversus C 7 (C 6)

> **Ansatz:**
Scalenus anterior: Innenrand der 1. Rippe
Scalenus medius: Oberrand der 1. Rippe
Scalenus posterior: Seitenfläche der 2. und manchmal der 3. Rippe
Scalenus minimus: Pleurakuppe und 1. Rippe

> **Funktion:** Stabilisierung des Halses. Einseitige Kontraktion führt zur Seitneigung ipsilateral, beidseitige Kontraktion flektiert die HWS. Hebt die erste, zweite (und dritte) Rippe (Inspirationshilfsmuskel).

> **Test:** Diese Muskelgruppe testet man in Rückenlage, im Sitzen oder im Stehen in Anteflexion und etwa 10° Rotation weg von der Testseite. Idealerweise übt der Untersucher den Testdruck mit der Ulnarkante der Hand auf die Mitte der Stirn des Patienten aus mit einem Vektor gerade in Richtung Extension. Beim Test ist darauf zu achten, daß die Hände nicht auf der Untersuchungsliege liegen, sodaß ein Abstützen des Patienten nicht möglich ist. Jeder Versuch des Patienten, den Kopf aus der vorgegebenen Testposition wegzurotieren, gilt als Schwächezeichen! Die Isolierung von den anderen Nackenflexoren ist durch den beschriebenen Test alleine nicht möglich. Zur weiteren Differenzierung sind die Palpation und Provokationstests wie Testung von Handmuskeln unter Scalenusspannung (aktive Kopfhebung) und tiefer Einatmung (Adson-Test) notwendig.

> **Nerval:** vordere Spinalnervenäste C 2–7

> **NL:** *anterior:* 1. ICR medioclaviculär
posterior: Laminae des Axis

> **NV:** Ramus mandibulae

> **Meridian:** Magen

> **Organ:** Nasennebenhöhlen, Kopflymphaticum

> **Nährstoffe/Heilmittel:** B3, B6, organisches Jod, pflanzliche und homöopathische Nasennebenhöhlentherapeutika, insb. Nosoden und Drainagemittel.

> **Beachte:**
- Die Scaleni sind häufig betroffen beim Thoracic-Outlet-Syndrom und anderen chronischen Störungen im HWS- Schulterbereich!
- Die Scalenus-Triggerpunkte imitieren Tennisellbogenbeschwerden und eine Styloiditis radii.

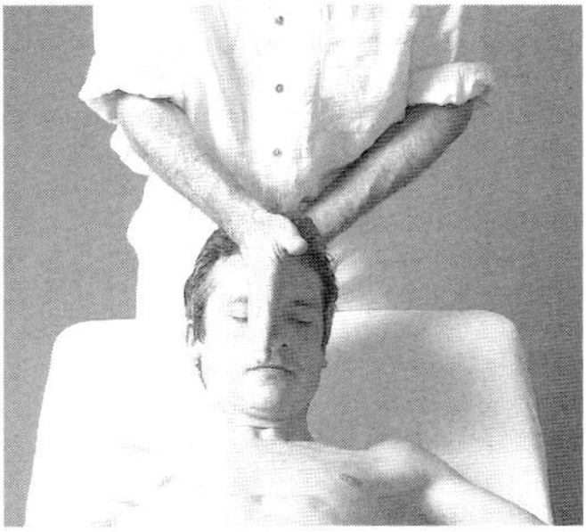

Testung der Scalenus-Gruppe rechts mit leichter Kopfrotation nach links! Man beachte ebenfalls die schützende Hand hinter dem Kopf des Patienten!

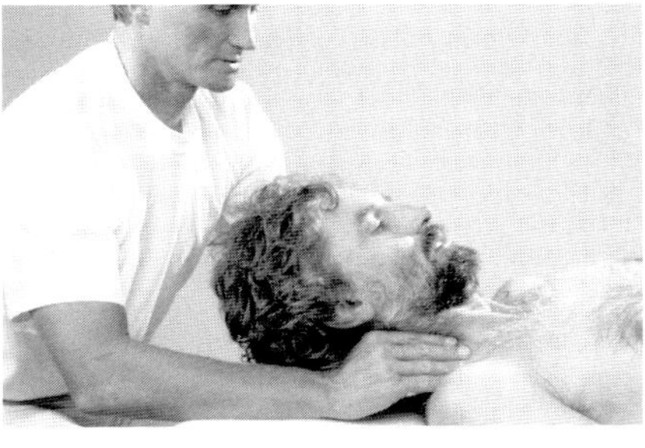

Palpation der Scaleni in Rückenlage: Passive Anteflexion der HWS entspannt die oberflächlichen Weichteile. Die Palpationsfinger verdrängen von lateral kommend den SCM nach medial und können durch Kompression zur Wirbelsäule die Scaleni bequem tasten.

Serratus anterior

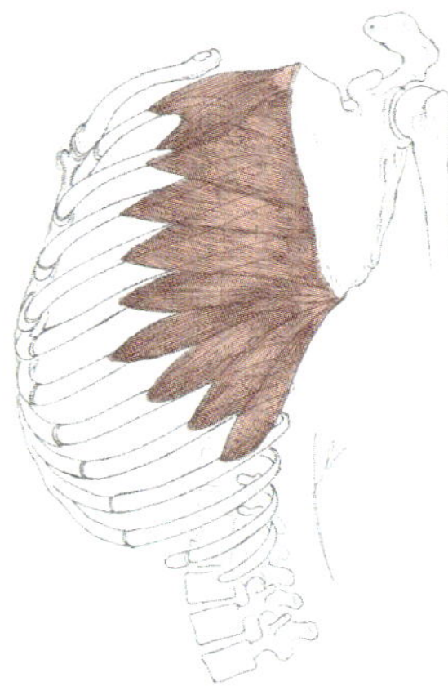

> **Ursprung:** Außenseite und Oberrand der ersten acht Rippen.

> **Ansatz:** Gesamter Margo medialis scapulae auf der dem Thorax zugewandten Seite.

> **Funktion:** Alle Teile zusammen abduzieren das Schulterblatt. Die oberen Fasern heben das Schulterblatt, die unteren Fasern senken das Schulterblatt. Fixierung der Scapula am Thorax.

> **Test:** Ellbogen gestreckt, Daumen zeigt nach cranial bei 30–160° Flexion und Abduktion im Schultergelenk. Eine Hand palpiert den Angulus inferior scapulae und Margo medialis scapulae. Die zweite Hand nimmt flächig Kontakt am Unterarm und übt den Testdruck in Richtung caudal bei Testung der mittleren Serratusteile, mit einem Vektor in Richtung anterior bei der Testung der unteren Serratusteile, und einem Vektor nach posterior bei Testung der oberen Serratusteile aus. Entscheidend ist, ob die Scapula fixiert werden kann – nicht, ob sich der Arm nach unten drücken läßt!

> **Nerval:** Thoracicus longus C 5–7

> **NL:** *anterior:* 3. 4. 5. ICR nahe dem Sternum.
posterior: Laminae Th 3, 4, 5

> **NV:** Bregma

> **Meridian:** Lunge **Sp:** Lu 5

> **Organ:** Lunge

> **Nährstoffe/Heilmittel:** Vitamin C, Wasser und Beta-Carotin

> **Beachte:** Der Serratus ist ein leicht zugänglicher Indikatormuskel, der bei stabiler Schulter gut für viele häufig vorkommende Fragestellungen (Schuhausgleich bei Beckenschiefstand, Nahrungsmitteltest, usw.) verwendbar ist.
Es gibt nahezu keine Schulterverletzung ohne Läsion des Serratus anterior.
Dieser Muskel ist bei jeder Trauma-Anamnese mit TL und eingehender Palpation bis zu den cranialsten Ursprüngen und den Ansätzen zu un-

tersuchen. Häufig findet man Faszien-, SCS- und Ursprung-/Ansatzstörungen. Wichtig ist auch die manuelle Lösung der Scapula vom Thorax, um die Verklebungen zwischen Subscapularis und Serratus anterior mit Behinderung des scapulothorakalen Gleitens aufzuheben.

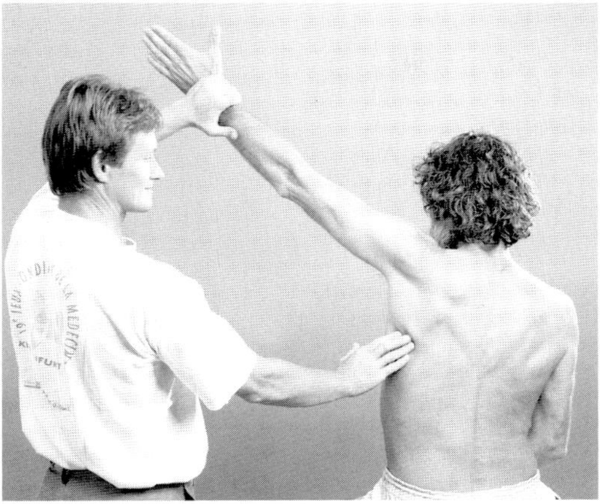

Test untere Serratusanteile.

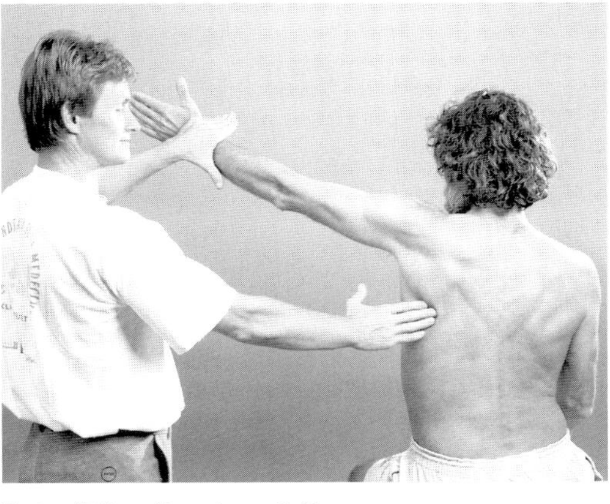

Test mittlere Serratusanteile.

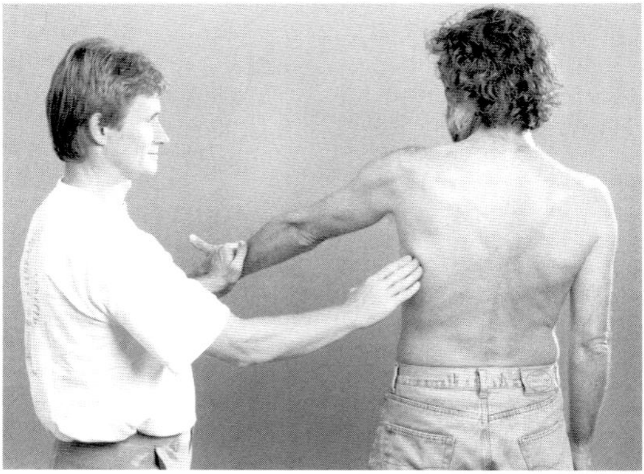

Test obere Serratusanteile.

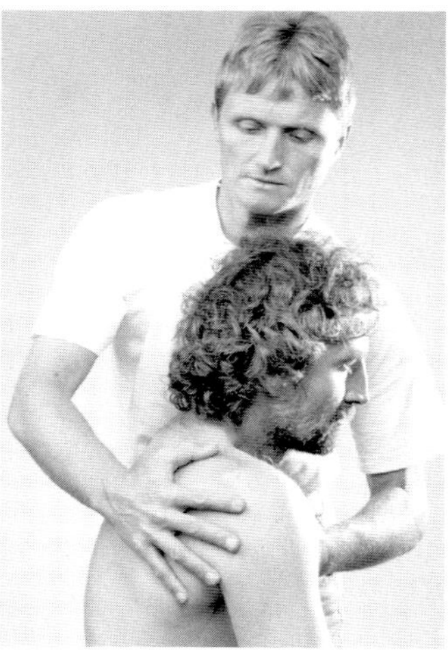

Serratusansatzbehandlung in SCS-Position: Der Margo medialis scapulae wird nach lateral und anterior bis zur bestmöglichen Schmerzreduktion gedrückt.

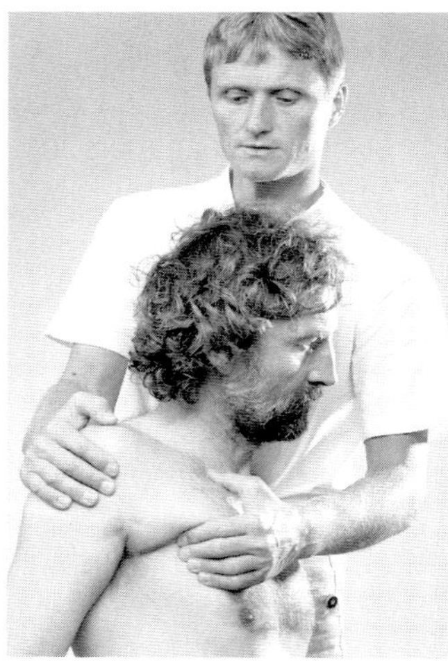

Serratusfascienbehandlung in gedehnter Position: Dabei wird, über weichen Kontakt ventral am Deltoideus, die Schulter nach dorsal zur BWS adduziert.

Sternocleidomastoideus (SCM)

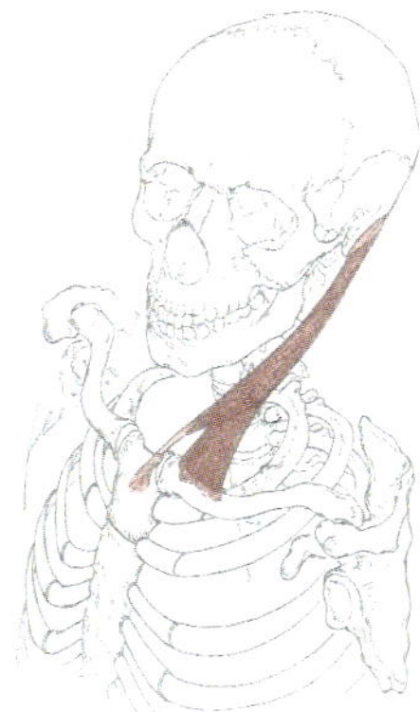

Dies ist aus verschiedenen Gründen einer der interessantesten Muskeln. Bei einseitiger Kontraktion beugt er den Kopf zur ipsilateralen Schulter und dreht ihn zur entgegengesetzten Seite; in dieser Testposition ist der Muskel auch ideal zu sehen und zu palpieren. Bei beidseitiger Kontraktion beugt er den Kopf nach vorne, zusammen mit den übrigen Nackenflexoren. Beim Test ist darauf zu achten, daß die Hände nicht auf der Untersuchungsliege liegen, sodaß ein Abstützen des Patienten nicht möglich ist.
Interessanterweise wird der SCM sowohl von den Rami anteriores von C 2 und C 3 als auch durch den N. accesorius (Hirnnerv XI) versorgt. Der einzige andere Muskel mit ähnlicher ›zweigleisiger‹ Versorgung ist der obere Trapezius!
Goodheart weist darauf hin, daß ohne diese zweifache Innervation von oberem Trapezius und SCM die fein abgestimmte Interaktion zwischen diesen Muskeln beim Gehen nicht möglich wäre.

> **Ursprung:** Proc. mastoideus, Occiput, laterale Hälfte der Linea nuchae.

> **Ansatz:** Vorderfläche des Manubrium sterni – sternaler Anteil; Claviculaoberrand mediales Drittel – claviculärer Anteil.

> **Funktion:** Bei einseitiger Kontraktion Kopfrotation zur Gegenseite, Ante- und Lateralflexion zur gleichen Seite. Beidseitige Kontraktion führt zur Anteflexion.

> **Test in Rückenlage:** Passive vollständige Rotation der HWS (soweit schmerzfrei möglich), durch das Anheben des Kopfes bis zum weich elastischen Stop ist die maximale Ante- und Lateralflexion der HWS gegeben. Die Stabilisationshand bleibt zum Schutz nur minimal entfernt vom Schädel an der Unterseite des Kopfes liegen, um bei einer Schwäche des SCM den Kopf sofort auffangen zu können. Die Testhand wird weich über dem seitlichen Schädel angelegt, so daß das Kiefergelenk nicht berührt wird. Testvektor bogenförmig tischwärts in Richtung Extension. Patient drückt weiter in Richtung Flexion. Es darf keine Rotationskomponente in Richtung Neutralstellung zugelassen werden.

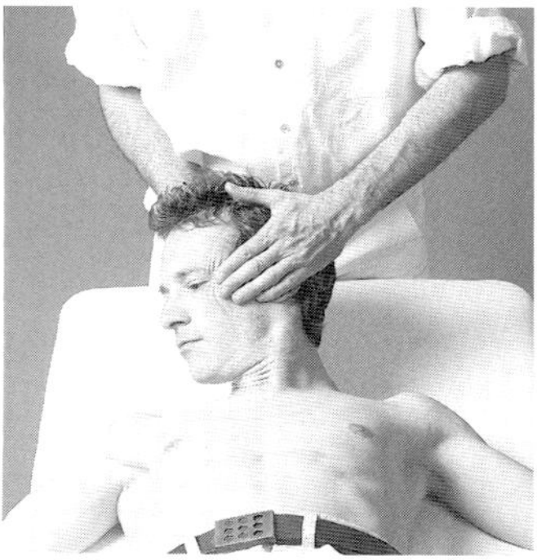

SCM links, d.h. mit Kopfrotation nach rechts; das Muskelrelief ist in dieser Position deutlich sichtbar!

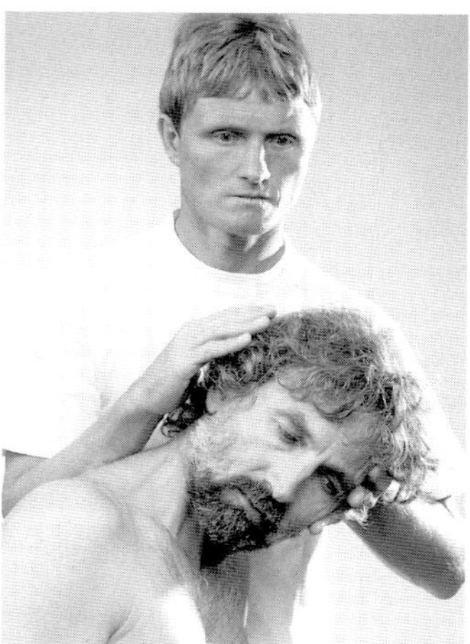

SCM-Test im Sitzen/Stehen.

> **Test im Sitzen:** Der Patient läßt den Kopf nach vorne fallen und rotiert vollständig aus. Die Stabilisationshand stützt mit dem Unterarm dorsal die BWS und schützt mit der Handfläche den Kopf. Die Testhand liegt unter Aussparung des Kiefergelenkes am seitlichen Schädel. Testvektor bogenförmig nach dorsal in Richtung Extension. Patient drückt nach anterior in Richtung Flexion.
Der Test im Sitzen – oder Stehen – ist für Patienten mit schmerzhaft schwachen SCM vorzuziehen, weil der Kopf durch die Schwerkraft allein nach vorne sinkt und nicht jedesmal aktiv unter Schmerzen von der Unterlage angehoben werden muß. Mit TL kann elegant bis zur idealen Kraftzunahme nach der Ursache gesucht werden.

> **Nerval:** Rami anteriores C 2 und C 3, N. accesorius (XI).

> **Schwächezeichen:** Kopfneigung zur Gegenseite und Rotation zur abgeschwächten Seite.

> **NL:** *anterior:* 1. ICR medioclaviculär
posterior: Laminae des Axis (C2)

> **NV:** Ramus mandibulae

> **Meridian:** Magen

> **Organ:** Nasennebenhöhlen, Kopflymphaticum

- **Nährstoffe/Heilmittel:** B3, B6, organisches Jod, pflanzliche und homöopathische Nasennebenhöhlentherapeutika, insb. Nosoden und Drainagemittel.

- **Beachte:**
  - Von den lokalen Ursachen für schwache SCM findet man am häufigsten TP, SCS, Ursprung/Ansatzläsionen. Diese entstehen durch Peitschenschlagtraumen, Lesen in halbseitlicher Position, Tragen einer Gipsmanschette an der oberen Extremität etc. Die eingehende Palpation mit Zangengrifftechnik ist ein Muß bei der Evaluation des SCM.
  - Häufig sieht man als Schwächezeichen den Versuch des Patienten, den Kopf aus der maximalen Rotation zurück zur Nullstellung zu rotieren, um die anderen Nackenflexoren mit einsetzen zu können. In diesem Fall ist damit zu rechnen, daß der SCM extrem schwach ist. Auf die Testung, die in solchen Fällen oft sehr unangenehm für den Patienten ist, kann dann verzichtet werden.
  - Bei der Testung des Muskels ist neben einem weichen, niemals Schmerz verursachenden Kontakt oberhalb des Ohres darauf zu achten, daß der Vektor des Testdrucks nicht gerade nach posterior ist, sondern einer Tangente der Kreisbewegung entspricht, die der Kopf bei maximaler Seitneigung gegenüber der HWS beschreibt.

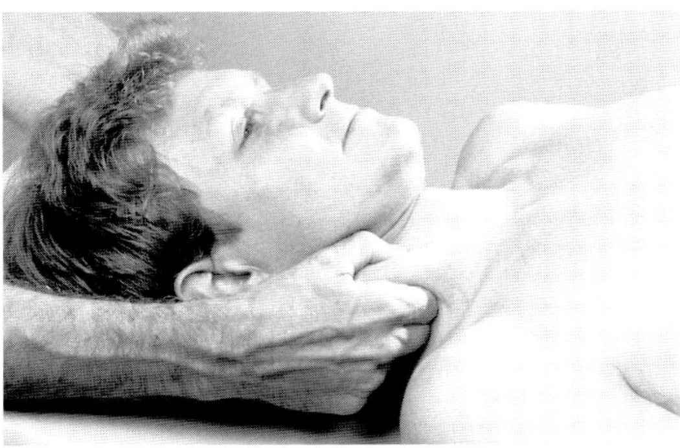

Zangengriffpalpation des SCM in Rückenlage: Man läßt den Kopf des Patienten aktiv von der Unterlage abheben. Dabei wölbt sich das Relief des SCM deutlich vor und kann zwischen Zeigefinger und Daumen hervorragend palpiert werden.

- Insbesondere für den SCM hat Goodheart bereits früh darauf hingewiesen, daß manchmal B6 und B3 (Niacin oder Niacinamid) im richtigen Verhältnis gleichzeitig gegeben werden müssen.

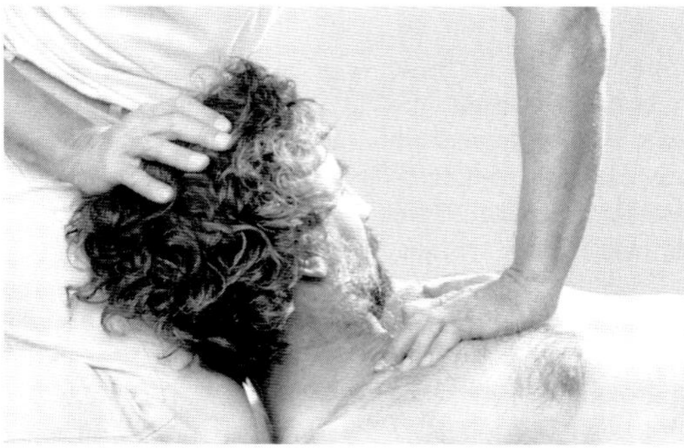

SCM-Ansatzfriktion am Sternum und Clavicula in Schmerz reduzierender SCS-Position.

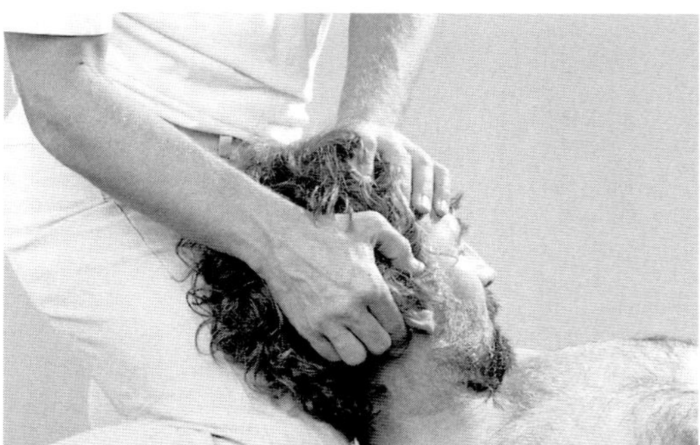

SCM-Ursprungsfriktion am Mastoid und Linea nuchae in SCS-Position.

Subclavius

> **Ursprung:** 1. Rippe am Übergang Knorpel/Knochen.

> **Ansatz:** Unterseite der Clavicula.

> **Funktion:** Preßt die Clavicula an das Sternum und zieht sie nach anterior und inferior. Hebt bei festgestelltem Schultergürtel die erste Rippe und das Sternum (Atemhilfsmuskel). Ein kleiner, aber äußerst wichtiger Muskel für die normale Claviculabewegung während der endgradigen Abduktion und Innenrotation im Schultergelenk.

> **Test:** Während Walther außer der TL zum Muskel selbst keinen Test für diesen Muskel angibt, empfehlen Goodheart und Leaf die Testung des Muskels wie zuerst von Beardall angegeben:
Als Screening-Untersuchung am besten bilateral durch maximale Elevation beider Arme, die absolut gestreckt so neben dem Kopf gehalten werden sollen, daß die beiden Handflächen nach anterior zeigen. Der Patient drückt beide Arme zusammen; der Testdruck des Untersuchers mit Kontakt am Unterarm geht in Richtung Separation.
Bei einseitiger Testung des Muskels kann der Untersucher mit der freien Hand die Clavicula palpieren: geringste Beweglichkeit beim Test weist bereits auf eine Schwäche des Muskels hin!

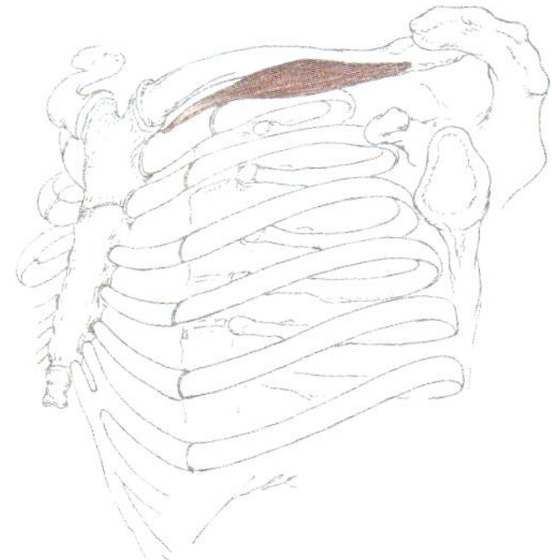

> **Nerval:** Plexus brachialis, C 5, C 6

> **NL:** *anterior:* Über dem Sternoclaviculargelenk und dem Bereich Sternum bis zur ersten Rippe.
posterior: Lamina Th 1.

> **Meridian und Organ:** nicht bekannt

> **Nährstoffe/Heilmittel:** Von Leaf wird Magnesium angegeben.

> **Beachte:**

- Der Subclavius ist bei allen Schulter-Arm-Syndromen, egal ob akut oder chronisch, häufig betroffen. Er wird von den meisten Therapeuten nicht beachtet, ist aber ein äußerst wichtiger Faktor bei vielen Patienten. Die Behandlung ist einfach: In der Regel tiefe Friktionsbe-

handlung von anterior oder Neuraltherapie!
Zusätzlich Behandlung der Neurolymphatischen Reflexe und gegebenenfalls Mobilisierung der Clavicula gemäß Challenge!

- Ist der angegebene Test nicht durchführbar, sollte man mit TL und gegebenenfalls mit Palpation untersuchen und im Zweifelsfall immer behandeln: bei ca. 30% aller Frozen-Shoulder-Fälle ist die Elevation und Innenrotation sofort gebessert!
- Bei Verkürzung behindert der Subclavius die vollständige Abduktion, Retroflexion mit Innenrotation (Patient kommt mit der Hand am Rücken nicht weit hinauf zwischen die Schulterblätter). Dadurch verengt er den Raum zwischen der ersten Rippe und der Clavicula, durch den das Gefäß-Nervenbündel des Oberarmes tritt.
- Referred pain vom Triggerpunkt zieht von unterhalb der Clavicula über die Vorderseite des Oberarmes in den lateralen Ellbogen (Imitation von Tennisellbogenbeschwerden), manchmal bis zum Proc. styloideus radii.

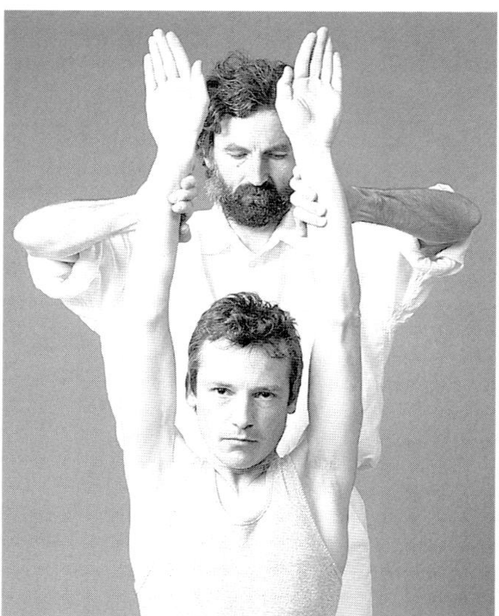

Der Subclavius rotiert die Clavicula und hebt so das distale Ende an. Versehentliche TL zu einzelnen Akupunkturpunkten (Pulstaststellen, Lu 7, KS-Punkte usw.) ist zu vermeiden!

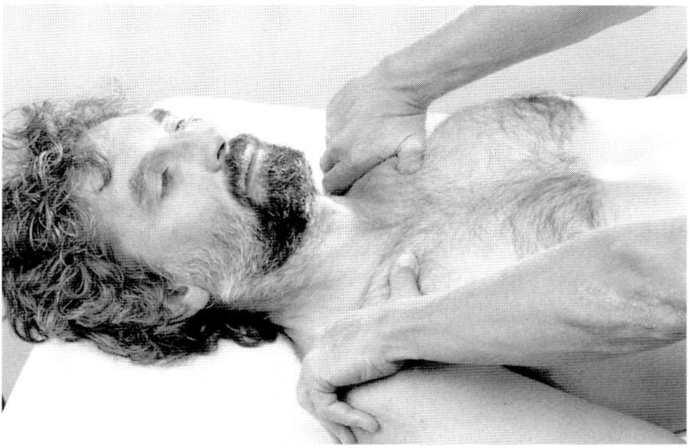

Beidseitige vergleichende Subclaviuspalpation von ventral. Die Daumen werden an die Claviculaunterseite plaziert. Durch Medial- und Lateralverschieben der Haut und Druck des Subclavius gegen das Schlüsselbein werden die schmerzhaften Stellen getastet.

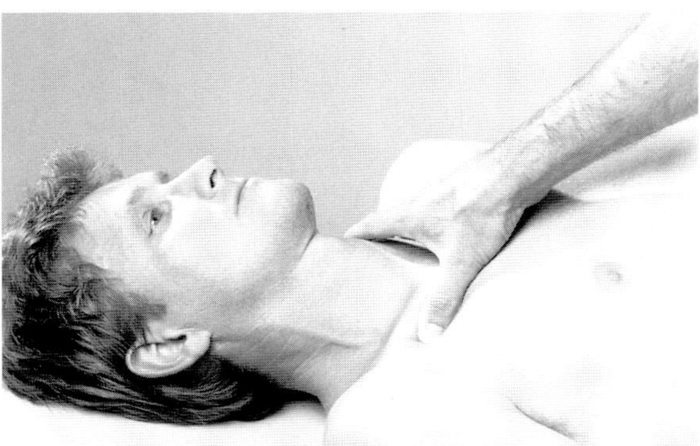

Einseitige Subclaviuspalpation an der Claviculaunterseite. Aus dieser Position kann anschließend durch die Handballen der zweiten Hand der Daumendruck zur tiefen Friktionsbehandlung verstärkt werden.

Subscapularis

> **Ursprung:** Fossa subscapularis.

> **Ansatz:** Vorderseite des Humerus am Tuberculum minus und am unteren Teil der Schultergelenkskapsel.

> **Funktion:** Innenrotation des Humerus; hilft bei der Adduktion. Wichtigster Stabilisator des Humeruskopfes im Schultergelenk beim Heben und Abduzieren des Armes.

> **Test:** Testbar im Stehen, Sitzen sowie in Bauch- und Rückenlage. Abduktion der Schultern bis 90° mit 90° Beugung im Ellbogen. Maximale Innenrotation. Der Untersucher stabilisiert mit einer Hand den Ellbogen und übt mit der anderen Hand am distalen Unterarm (Achtung: weicher Kontakt!) einen Druck in Richtung AR aus.

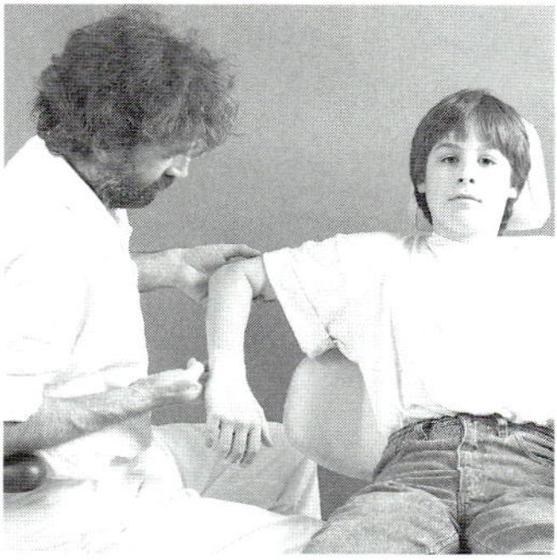

TL zum Sedationspunkt He 7 soll vermieden werden.

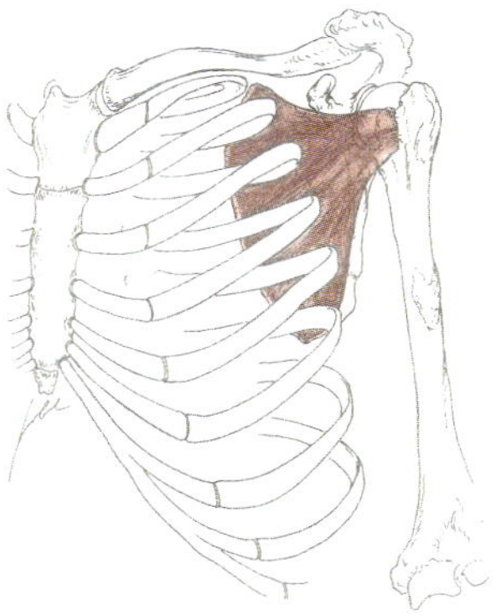

> **Nerval:** Oberer und unterer Anteil des N. subscapularis, C 5, C 6.

> **NL:** *anterior:* 2. ICR parasternal
> *posterior:* Laminae Th 2, 3

> **NV:** Bregma

> **Meridian:** Herz **Sp:** He 7

> **Organ:** Herz

> **Nährstoffe/Heilmittel:** Vitamin E, B2, B3, Carnitin, CoQ 10 (Ubichinon), Herzmittel.

> **Beachte:**
- Eine beidseitige Schwäche des Subscapularis ist nach Alison Astill-Smith, D.O. mit einer Sternum-Fixation assoziiert!
- Subscapularis ist einer der kritischen Muskeln bei ›Frozen-Shoulder-Syndromen‹. Häufig beginnen

durch Veränderungen im Subscapularis die Muster von eingeschränkter Abduktion und Außenrotation. Ursächlich hierfür sind Schwächen der Hauptmuskeln für die Abduktion oder Außenrotation, die dann dazu führen, daß die regelrechte Inhibierung des Subscapularis nicht mehr stattfindet. Bei Verdacht auf Verkürzung des Subscapularis ist unbedingt eine häufig vorhandene extreme Schwäche des Infraspinatus auszuschließen bzw. zu behandeln.

- Subscapularis-Triggerpunkte können für dorsale Schulterschmerzen, fortgeleitet in die ulnare Oberarmseite (Pseudostenocardien), verantwortlich sein.
- Das Erlernen der Palpations- und Infiltrationstechnik des Subscapularis ist eine unabdingbare Voraussetzung für erfolgreiche Schulterbehandlung.
- Ansatzpalpation am Tuberculum minus humeri: Die Tastfinger werden knapp caudal des vorderen Acromiumendes plaziert. Nun tastet man zuerst den Proc. coracoideus, den am weitesten medialen Höcker, der bei passiven Rotationsbewegungen des Oberarmes völlig statisch bleibt. Etwas lateral folgt das Tuberculum majus in Neutralstellung des Oberarmes. Durch passive Außenrotation in der Schulter folgt der Sulcus bicipitalis. Gegen Ende der passiven AR ertastet man das

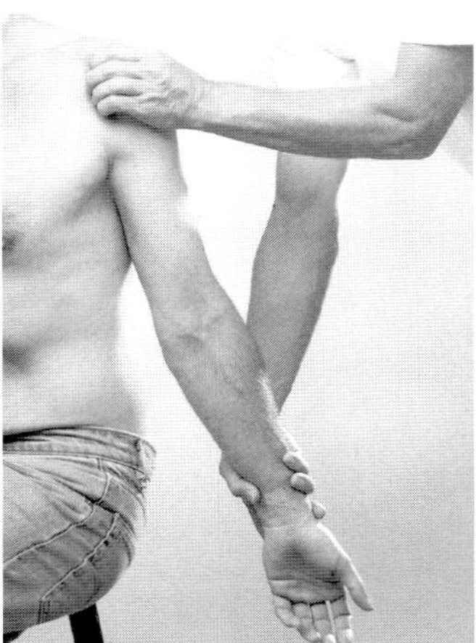

Subscapularisansatzpalpation.

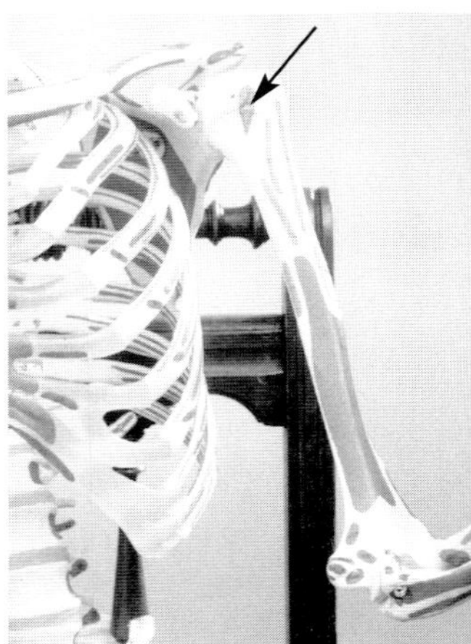

Subscapularisansatz am Knochenmodell.

Tuberculum minus mit dem Ansatz des Subscapularis. Aus dieser Position erfolgt in craniocaudaler Richtung die Friktionsbehandlung.

- Palpation des Muskelbauches in Halbseitenlage des Patienten am Schulterblatt der zu untersuchenden Schulter: Eine Hand zieht den medialen Schulterblattrand soweit als möglich nach lateral. Der flektierte Ellbogen wird an den Untersucher angelehnt, wodurch eine günstige passive Abduktionsposition mit optimaler Weichteilentspannung in der Axilla erreicht wird. Die Handfläche der Tasthand zeigt zum Schulterblatt und palpiert quer zum Faserverlauf durch Druck zur Scapula. In dieser Position ist eine Infiltration eines TP

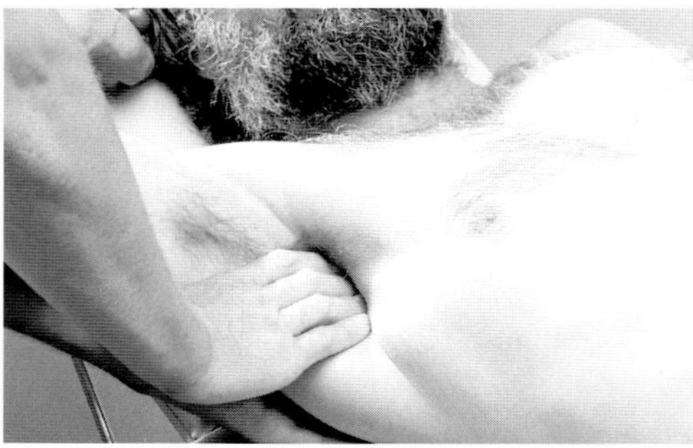

Palpation des Muskelbauches.

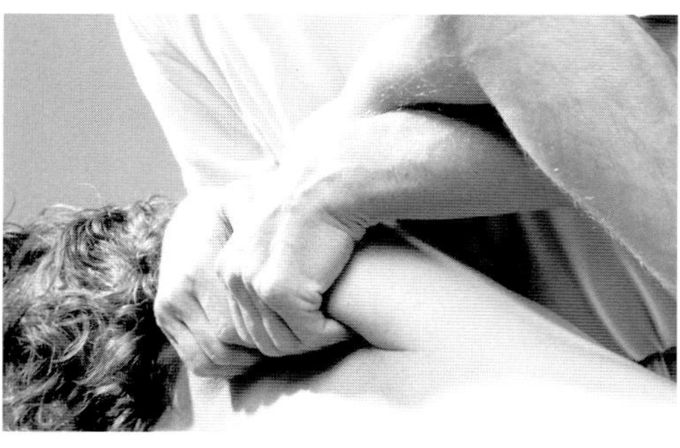

Manuelle Lösung der Scapula vom Thorax.

gefahrlos möglich, weil die Stichrichtung nach lateral/dorsal weg vom Thorax verläuft.

- Oftmals ergibt das manuelle Lösen von Verklebungen mit dem Serratus anterior eine völlige Bewegungsfreiheit. Dabei liegt der Patient auf der gesunden Schulter. Der Oberarm wird völlig entspannt auf den Unterarm der caudalen Untersucherhand gelegt. Die Finger beider Hände kommen von medial mit genügend Reservehaut an den gesamten Margo medialis scapulae. Durch passive Rotationsbewegungen wird die Schultermuskulatur entspannt, um anschließend mit den Fingerkuppen durch die Fasern des mittleren Trapezius und der Rhomboidei unter das Schulterblatt vordringen zu können. Anschließend wird das Schulterblatt vom Thorax abgehoben, was manchmal mit einem knackenden Geräusch einher geht.

Supinator

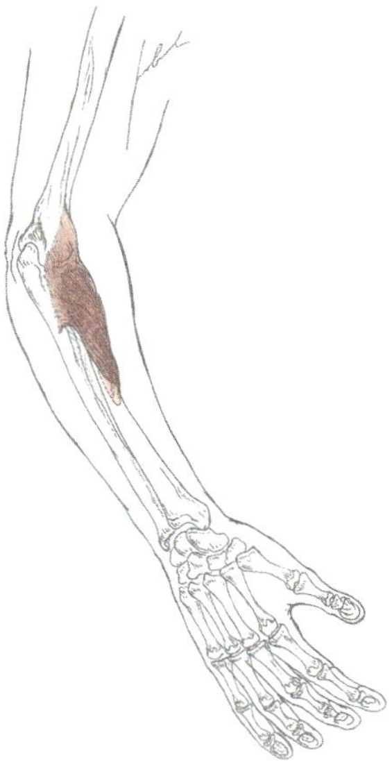

- **Ursprung:** Epicondylus lateralis, Lig. collaterale laterale und Lig. anulare radii.
- **Ansatz:** Proximales Radiusdrittel, anteriore Fläche (Umrollung des Radius).
- **Funktion:** Supination des Unterarmes.
- **Test:** Es gibt zwei Testmöglichkeiten, um den starken Synergisten Biceps herauszunehmen. Wichtig ist wegen der geringen Kraft des Muskels die aufeinanderfolgende Testung im Seitenvergleich.
- **1. Testposition:** Maximale Extension der Schulter und Extension des Unterarmes sowie vollständige Supination; der Testdruck geht in Richtung Pronation mit weichem Kontakt am distalen Unterarm oder der Faust.
- **2. Testposition:** Schulterflexion 90°, vollständige Ellbogenflexion und Supination, der Testdruck geht über weichen Kontakt an Unterarm oder Faust in Richtung Pronation.
- **Schwächezeichen:** Ausweichen in Abduktion und Innenrotation der Schulter, sowie Extension im Ellbogen, um den Biceps zu rekrutieren.
- **Nerval:** N. radialis C 6–8.
- **NL:** *anterior:* 6. ICR parasternal bis zur Mamillarlinie, nur links.
  posterior: Laminae Th 6, 7 nur links.
- **NV:** Eminentia frontalis
- **Meridian:** Magen **Sp:** Ma 45
- **Organ:** Magen
- **Nährstoffe/Heilmittel:** Zink, Bicarbonat, Phytotherapeutika zur Magenstimulation, Betain-HCl, B-Komplex

> **Beachte:** Dieser Muskel kann ein Engpaß-Syndrom des N. radialis hervorrufen. Dabei empfiehlt sich die erste Testposition mit gleichzeitiger Testung der Handextensoren.

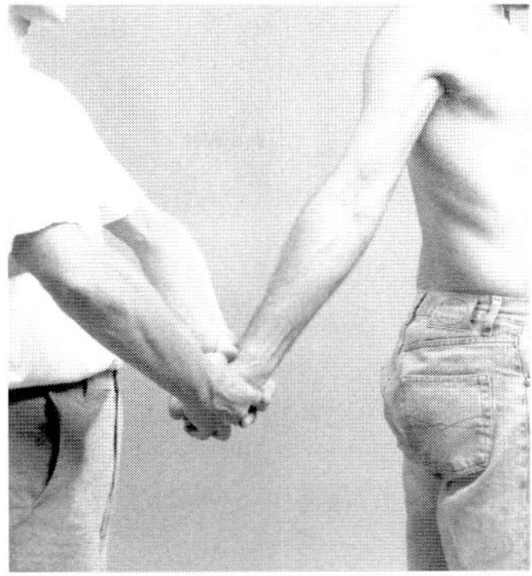

Erste Testposition in Extension des Oberarmes.

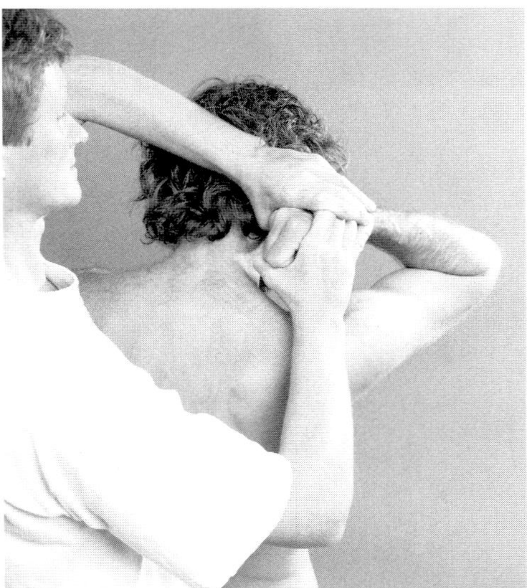

Zweite Testposition in maximaler Ellbogenflexion.

Supraspinatus

> **Ursprung:** Mediale zwei Drittel der Fossa supraspinata.

> **Ansatz:** Oberer Teil des Tuberculum majus humeri.

> **Funktion:** Der Muskel ist ständig angespannt, um den Humeruskopf in der Cavitas glenoidale zu halten. Zusammen mit dem Deltoideus Abduktion des Armes, wobei der Supraspinatus die Abduktion bis etwa 30° beginnt.

> **Test:** Gut möglich im Stehen, Sitzen, in Bauch- und Rückenlage. Bei völlig gestrecktem Ellbogen wird der Arm in Neutralstellung etwa 15°bis maximal 25° abduziert. Der Testdruck des Untersuchers geht in Richtung Adduktion.

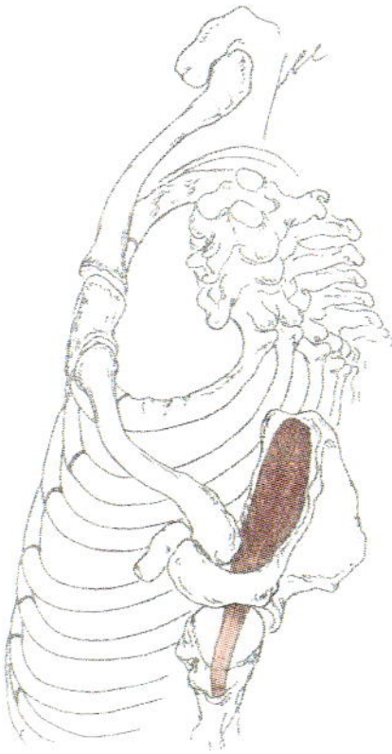

> **Nerval:** N. suprascapularis, C 4, C 5

> **Nl:** *anterior:* Distal des Proc. coracoideus
> *posterior:* Atlasquerfortsatz

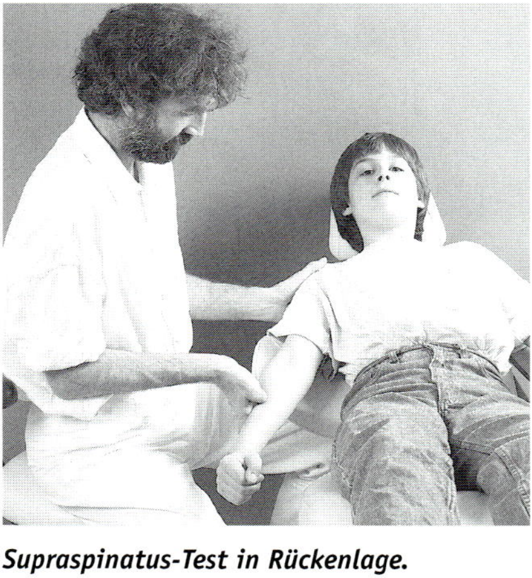

Supraspinatus-Test in Rückenlage.

> **NV:** Bregma

> **Meridian:** Konzeptionsgefäß

> **Organ:** Gehirn

> **Nährstoffe/Heilmittel:** Essentielle Aminosäuren, Cholin.

> **Beachte:**
- Häufig kommt es zu muskulären Dysbalancen zwischen Deltoideus, Supraspinatus und Subscapularis. Die Interaktion dieser Muskeln ist bei allen Schulter/Arm-Problemen unbedingt zu untersuchen.
- Da am Ansatz des Muskels häufig Läsionen auftreten, ist die Palpation und richtige Infiltration hilfreich: Der sitzende oder liegende Patient legt den 90° im Ellbogen flektierten Arm auf den Rücken. Dadurch rotiert der Humerus völlig nach innen und das Tuberculum majus ist etwa eine Daumenbreite ventromedial vom vorderen Acromiumende gut tast- und infiltrierbar.

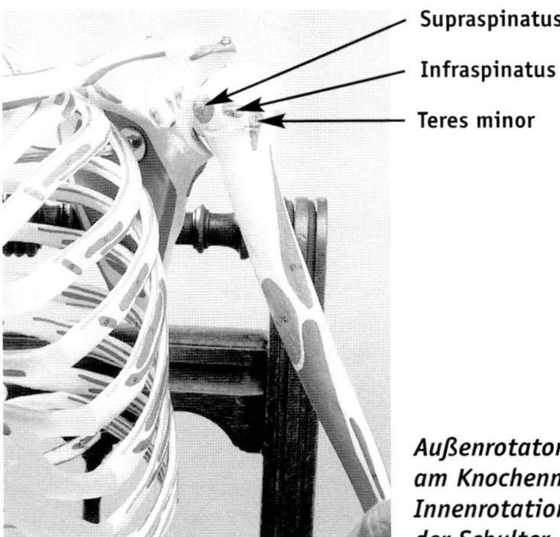

Außenrotatorenansätze am Knochenmodell in Innenrotationsposition der Schulter.

Tensor Fasciae Latae (TFL)

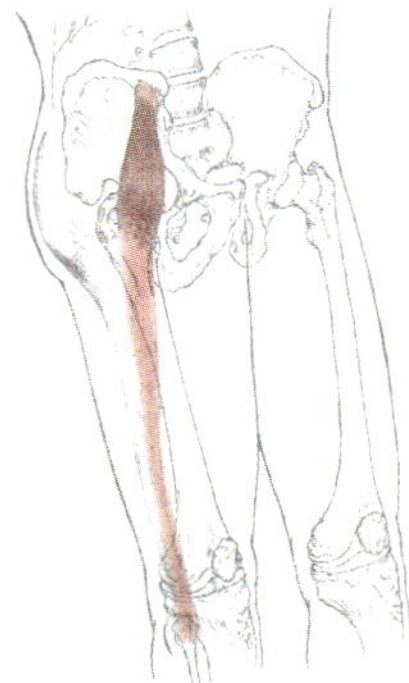

- **Ursprung:** Lateral der Spina iliaca anterior superior, am oberen Rand des Os ilium.

- **Ansatz:** Mittleres Drittel des Tractus iliotibialis.

- **Funktion:** Beugung, Abduktion und Innenrotation im Hüftgelenk. Spannt zusammen mit dem Glutaeus maximus die Fascia lata und stabilisiert so über den Tractus iliotibialis das laterale Knie!

- **Test:** Optimale Testposition ist die Rückenlage. Das im Knie maximal gestreckte Bein wird in Abduktion, Innenrotation und etwa 30° Beugung im Hüftgelenk gebracht. Der Patient drückt das Bein in Richtung weiterer Abduktion und Flexion, also nach aussen und oben; der Testdruck des Untersuchers erfolgt mit Kontakt am distalen Unterschenkel in Richtung Adduktion und Extension, also vom Vektor her in Richtung des anderen Beins, das mit der zweiten Hand des Untersuchers auf der Untersuchungsliege stabilisiert wird.

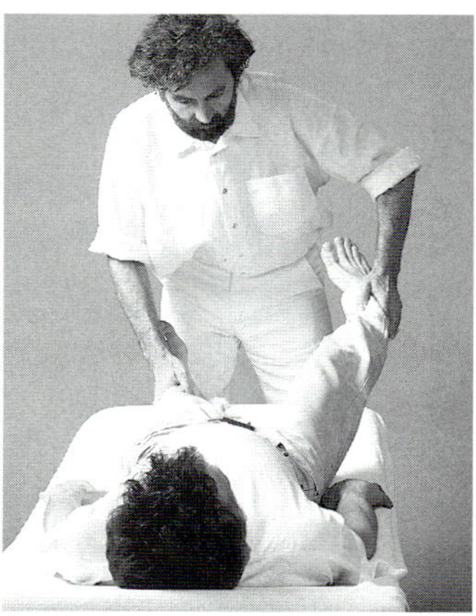

Cave: Vermeide Kontakt zum Sprunggelenk und spezifischen Akupunkturpunkten.

- **Test im Stehen:** Der Patient lehnt rücklings an der Wand oder stabilisiert sich in einem Türrahmen. Das gestreckte, innenrotierte Bein wird etwa 30° in der Hüfte gebeugt und abduziert. Stabilisationshand am gegenüberliegenden Beckenkamm oder Schuler. Testhand am distalen Unterschenkel. Testvektor in Richtung gegenüberliegendes Bein. Der Patient drückt in Abduktion und Flexion nach außen.

- **Nerval:** N. glut. superior, L 4, 5, S 1

> **NL:** *anterior:* Oberschenkelaußenseite
posterior: Dreieck gebildet von L 4, Crista iliaca und Th 12

> **NV:** Eminentia parietalis

> **Meridian:** Dickdarm **Sp:** Di 2

> **Organ:** Dickdarm

> **Nährstoffe/Heilmittel:** B12, Folsäure, B-Komplex, Eisen, Vitamin D. Synergistische Darmkeimpräparate wie Acidophilus, Bifidus, Vitaldophilus®, Mutaflor®, Omniflora®, FOS® usw...

> **Beachte:**

- Häufig kommt im TFL eine Fascienstörung mit lateralen Gonalgien vor. Dabei wird der TFL nach einer Dehnung schwach testen. Die Dehnung erfolgt, beim am Rücken liegenden Patienten, durch überkreuztes Anstellen des gegenüberligenden flektierten Beines und langsames passives adduzieren im Tischniveau. Eine Hand fixiert das gebeugte Kniegelenk. Die zweite Hand liegt am distalen Unterschenkel und drückt in Adduktion.
Da eine Subluxation des Os cuboideum nach lateral eine Schwäche des TFL nach sich zieht, muß eine Kontaktnahme am Sprunggelenk, mit einem etwaigen statischen Challenge des Cuboides nach medial, vermieden werden.
- Eine bilaterale Schwäche des TFL ist zu über 80% ein Indikator für eine Anämie! Die entsprechend indizierten Substitutionspräparate wie Eisen, B12 und Folsäure sind dann ideal am TFL zu testen!

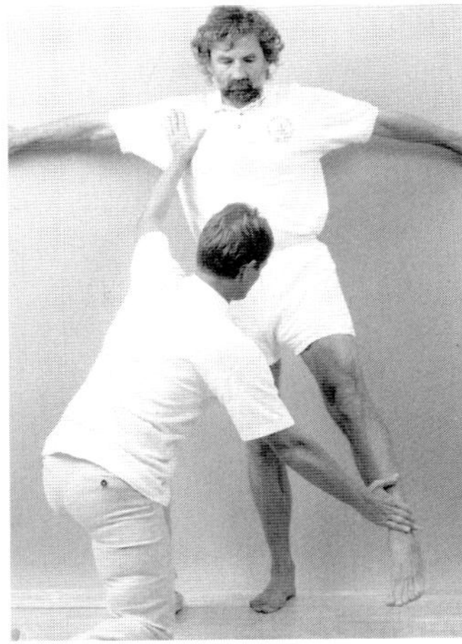

Test im Stehen.

Bilateral Schwach ⇨ Anämie

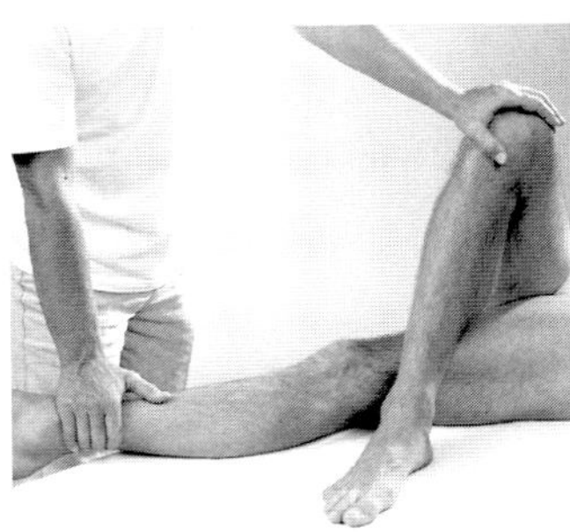

Dehnungsposition des TFL.

Teres Major

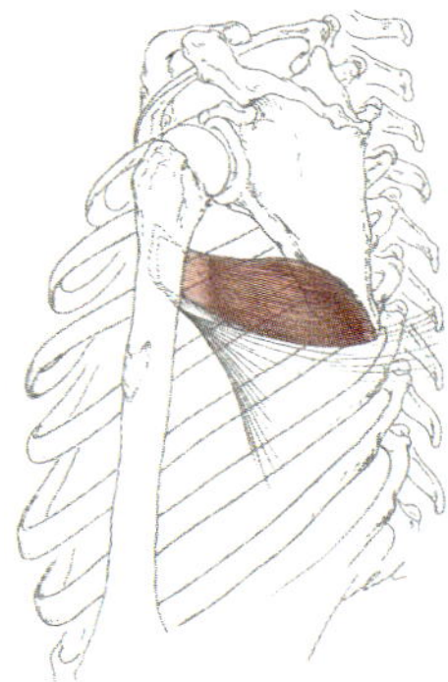

- **Ursprung:** Dorsalseite der Scapula am unteren Scapulawinkel und entlang des unteren Drittels des axilären Scapularandes.

- **Ansatz:** Zusammen mit den Fasern des Latissimus dorsi am Crista tuberculi minoris humeri.

- **Funktion:** Adduktion und Innenrotation des Humerus, Extension im Schultergelenk.

- **Test:** In Bauchlage sowie im Sitzen und Stehen. 90° Flexion im Ellbogen und maximale Innenrotation; die dorsale Fläche der Hand liegt auf dem hinteren oberen Beckenrand. Aus dieser Position heraus wird der Arm in maximale Extension gebracht.
  Der Test erfolgt mit weichem Kontakt am Ellbogen in Richtung Abduktion und Flexion. Wichtig ist dabei, den Testdruck nicht nur nach lateral, sondern auch in Richtung Flexion auszuüben. Am Besten testet man den Teres major beidseits, indem der Untersucher über Kreuz arbeitet. Der rechte Arm geht zum linken Ellbogen des Patienten und umgekehrt. Hierdurch ist der Vektor des Testdrucks automatisch richtig. Beim einseitigen Test ist die Fixation der gegenüberliegenden Schulter oder Beckenkamm notwendig.

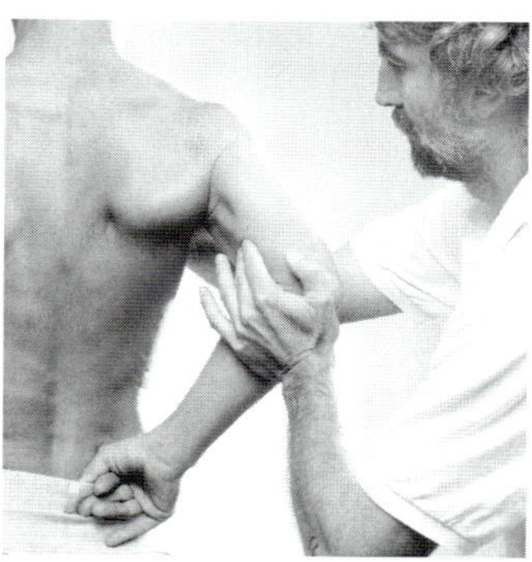

Einseitiger Teres-major-Test im Stehen/Sitzen.

- **Nerval:** N. subscapularis unterer Teil, C 5–7

- **NL:** *anterior:* 2. ICR 2–3 QF parasternal
  posterior: Laminae Th 2/3

- **NV:** Daumenbreit oberhalb des Proc. zygomaticus im Os temporale

- **Meridian:** Lenkergefäß
- **Organ:** Wirbelsäule
- **Nährstoffe/Heilmittel:** Säure-Basen-haushalt; bei starkem Schwitzen denke man an die Meeresalge Kelp und/oder organische Mineralien; bei reduzierter Geschmacksempfindung an Zink!
- **Beachte:** Eine beidseitige Schwäche des Teres major ist pathognomonisch für BWS-Fixationen!

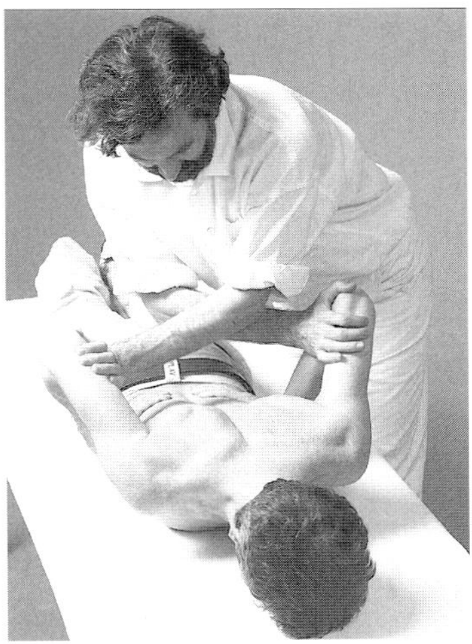

Test des Teres major mit dem Kreuzhandgriff.

Teres Minor

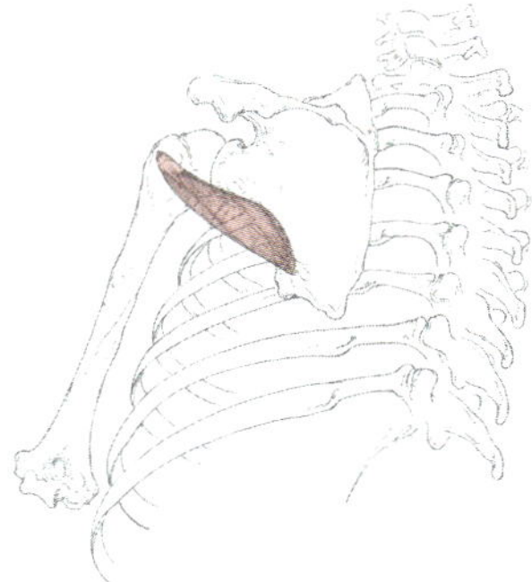

> **Ursprung:** Dorsalseite der Scapula, axillärer Rand.

> **Ansatz:** Tuberositas des Humerus und Schultergelenkskapsel.

> **Funktion:** Außenrotation des Humerus mit einer geringen Komponente von Adduktion und Extension. Stabilisierung des Humeruskopfes bei Bewegung, insbesondere Interaktion mit M. deltoideus bei der Abduktion.

> **Testpositionen:** Gut testbar im Sitzen, Stehen und in Rückenlage.

> **Test:** Geringe Abduktion (ca. 10°–15°) und 90° Flexion im Ellbogen. Der Untersucher fixiert mit einer Hand und weichem Kontakt den Ellbogen von dorsal, bringt dann den gebeugten Arm in maximale Außenrotation. Der Patient drückt in Richtung AR, der Untersucher in Richtung Innenrotation.

> **Schwächezeichen:** Durch Ante- oder Retroversion der Schulter, kombiniert mit vermehrter Ellbogenflexion oder -extension, versucht der Patient den Biceps oder Triceps brachii zu rekrutieren. Diese Schwächezeichen werden vom ungeübten Untersucher oftmals übersehen, weshalb dieser Muskel sehr häufig falsche Ergebnisse liefert.

> **Nerval:** N. axillaris, C 4, 5, 6

> **NL:** *anterior:* 2. ICR parasternal
posterior: Laminae Th 2, 3

> **NV:** Daumenbreit oberhalb des Proc. zygomaticus am Os temporale

> **Meridian:** 3 E **Sp:** 3 E 10

> **Organ:** Schilddrüse

> **Nährstoffe/Heilmittel:** Schilddrüsenextrakt, organisches Jod, Tyrosin; homöopathische und phytotherapeutische Schilddrüsenmittel.

> **Beachte:** Zur Beurteilung der Schilddrüsenfunktion empfiehlt sich zusätzlich zu den üblichen Laboruntersuchungen dringend die axilläre Messung der Basaltemperatur nach Broda Barnes, M.D.! Der Optimalbereich liegt zwischen 36,4°–36,8°!

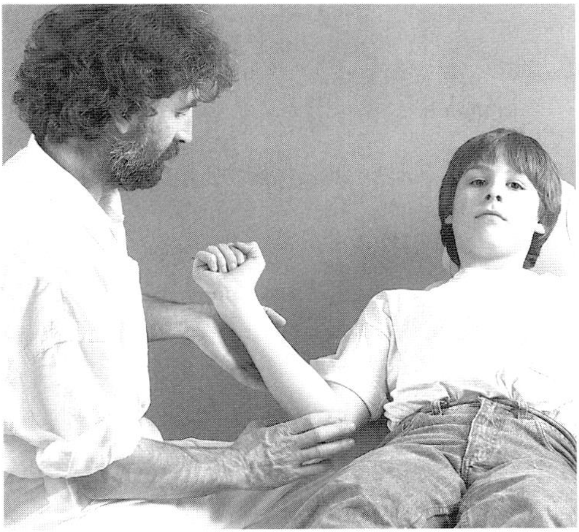

Achte auf präzise Rotationsachse bei 90° Flexion im Ellbogen.

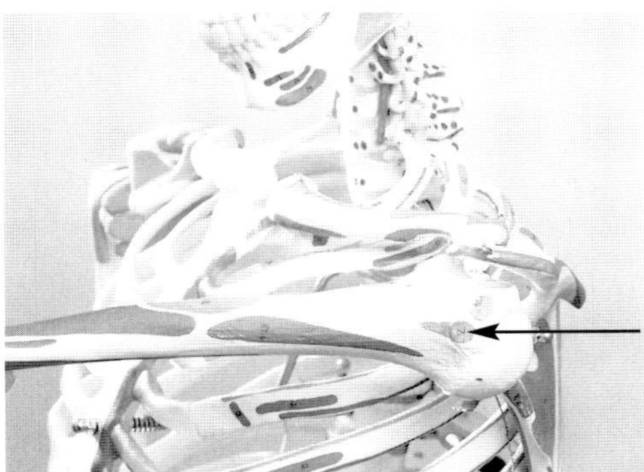

Knochenmodell der Außenrotatorenansätze.

Tibialis anterior

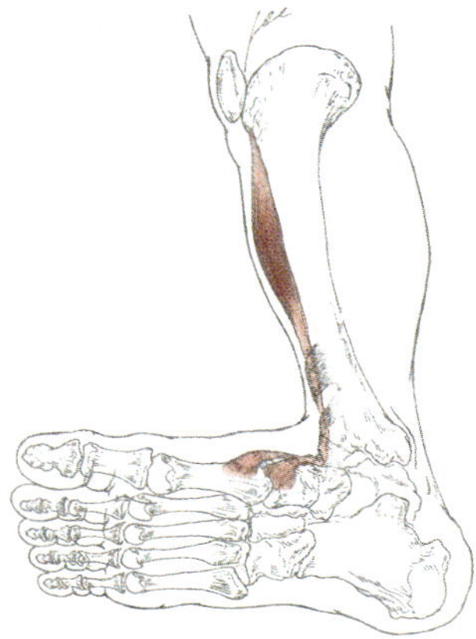

> **Ursprung:** Condylus lateralis tibiae, obere 2/3 der lateralen Tibiafläche, Membrana interossea, Fascia cruris und Septum intermusculare.

> **Ansatz:** Medial-plantare Fläche des Cuneiforme mediale und der Basis des Metatarsale I.

> **Funktion:** Dorsalflexion und Supination des Fußes, Hebung des Vorfußes in der Schwungphase beim Gehen.

> **Schwächezeichen:** Stolperneigung mit lautem Sohlenaufsatz. Verlust der Vorfußstabilität beim Zurücklehnen im Stehen.

> **Test:** Vollständige Dorsalflexion, die durch einen verkürzten Gastrocnemius behindert sein kann. Daher werden die Knie 90° gebeugt und der Vorfuß in maximale Supinationsstellung gebracht mit Plantarflexion der Großzehe. Die Stabilisationshand liegt am Calcaneus, die Testhand nimmt von lateral kommend weichen Kontakt am Fußrücken und bringt mit dem Daumen die Großzehe in Flexion. Testvektor bogenförmig in Richtung Flexion. Der Patient drückt in Richtung Extension.
Achtung: Keinen punktförmigen Knochenkontakt über den Metatarsalia, weil es sonst zur schmerzbedingten Abschwächung kommt. Keine Kontraktion des Extensor hallucis longus zulassen!

> **Nerval:** N. peronaeus L 4, L 5, S 1

> **NL:** *anterior:* 1 QF cranial und lateral der Symphyse
posterior: Lamina L 2

> **NV:** Eminentia frontalis

> **Meridian:** Blase **Sp:** Bl 65

> **Organ:** Blase

> **Nährstoffe/Heilmittel:** Vitamin A, Thiamin-Komplex, Kalium. Nieren- und Blasenmittel.

> **Beachte:**
- Dieser Muskel wird in sitzender oder stehender Position häufiger

schwach testen als in Rückenlage, weil lumbale Discusprobleme diese Schwäche im Stehen häufiger verursachen.

- Ein kontrakter Tibialis anterior inhibiert den gleichseitigen Psoas und die Vastusgruppe, weshalb auf der gleichen Seite ein kürzerer Schritt resultiert.
- Eine verminderte Dorsalflexion wird meist durch einen kontrakten Gastrocnemius und Soleus verursacht, die den Tibialis anterior inhibieren.
- Eine Subluxation des Naviculare nach caudal ist eine weitere Ursache für einen schwachen Tibialis anterior.
- Bei organischen und funktionellen Störungen der Blase ist der Tibialis anterior nur selten schwach. Bei entsprechender Fragestellung empfiehlt sich die Testung per Indikatormuskel und TL zu KG 2/3 (Alarmpunkt Blase).

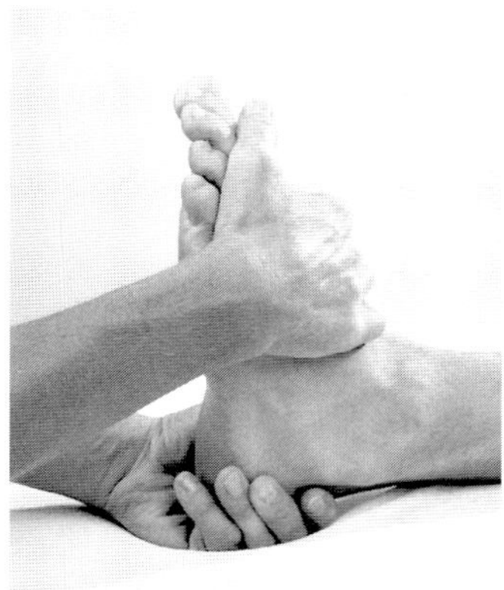

Tibialis anterior: Test in Rückenlage.

Tibialis posterior

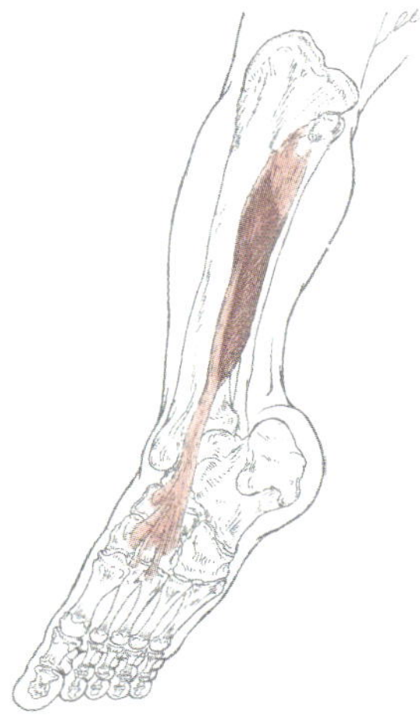

- **Ursprung:** Proximale laterale Oberfläche der Tibiahinterseite, mediale zwei Drittel der Fibula, Membrana interossea, tiefe Faszie und Septum intermusculare.

- **Ansatz:** Tuberositas des Os naviculare; Plantarseite an allen Ossa cuneiforme, der Basis der Mittelfußknochen II–V, dem Cuboid und am Sustentaculum tali.

- **Funktion:** Supination und Plantarflexion. Dieser Muskel hat eine Schlüsselfunktion als wichtigster Muskel zur Stabilisation des Fußlängs- und Quergewölbes, schützt vor Hyperpronation und verteilt das Körpergewicht auf alle Metatarsalia.

- **Test:** Am besten in Rückenlage mit maximaler Plantarflexion, Supination des Fußes mit Flexion der Zehen. Kontakt des Untersuchers breit an der Medialseite des Fußes. Der Testdruck des Untersuchers geht in einem gedachten Bogen in Richtung Pronation und Dorsalflexion des Fußes. Idealerweise ist der Unterarm des Untersuchers bei Testbeginn unterhalb des Tischniveaus; für den Untersucher ist es besonders wichtig, sich die gedachte Bewegungsbahn des Muskels vorzustellen! Die Achse dieser Bewegung verläuft durch das Metatarsale II.

- **Nerval:** N. tibialis, L 5, S 1

- **NL:** *anterior:* 2 QF lateral und 3 QF cranial des Nabels
  posterior: Zwischen Proc. transversi Th 11–12

- **NV:** Lambda

- **Meridian:** Kreislauf/Sex **Sp:** Ks 7

- **Organ:** Nebenniere

- **Nährstoffe/Heilmittel:** Tyrosin, B-Komplex (insbesondere B6, B12 und Folsäure), Vitamin C, Mangan, Ginseng, Nebennierenextraktpräparate und übrige Faktoren, die für eine optimale Nebennierenfunktion verantwortlich sind!

> **Beachte:**
- Bei richtiger Testanordnung ist dies der am häufigsten schwach testende Muskel am Unterschenkel.
- Der korrekte Test des Tibialis posterior ist nicht einfach, aber bei allen chronischen Fußproblemen äußerst wichtig.
- Dieser Muskel wird schwach bei einer Subluxation des Naviculare nach caudal, wie bei einer starken Hyperpronation des Vorfußes: Die Untersuchung des Tibialis posterior sollte immer eine Palpation im Muskelbauch einschließen, da hier häufig extrem schmerzhafte Befunde sind, ohne deren Therapie eine Wiederherstellung der Funktion des Muskels nicht möglich ist!
- Häufig bedarf es auch einer längerfristig angelegten Therapie einer mit der Schwäche des Muskels zusammenhängende Nebennierenschwäche!

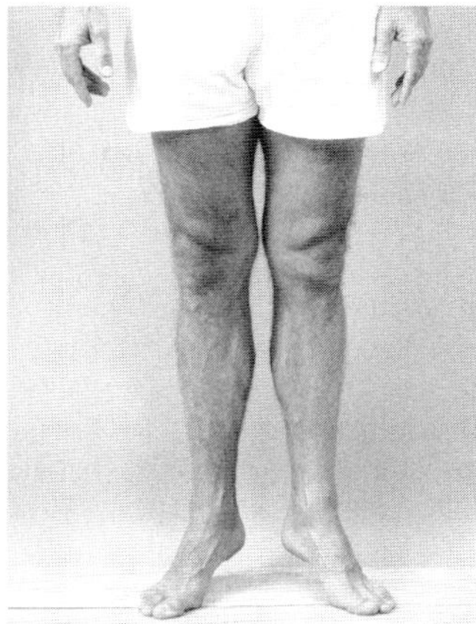

Kräftigung des Tibialis posterior.

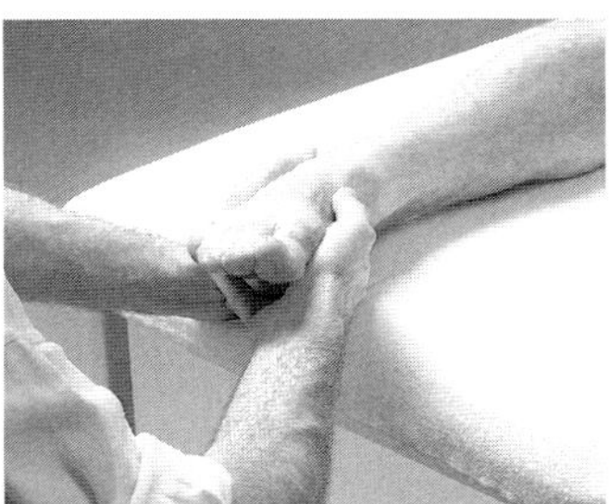

Jede Dorsalflexion durch Anspannung des Extensor hallucis longs und Tibialis anterior ist zu vermeiden.

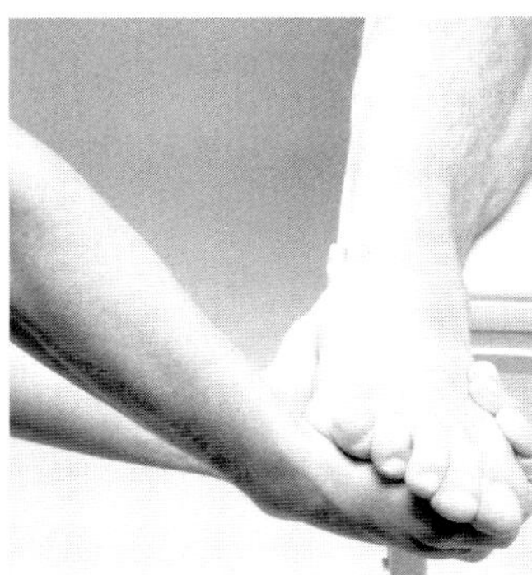

Alternative Testhandanlage.

Trapezius – pars inferior

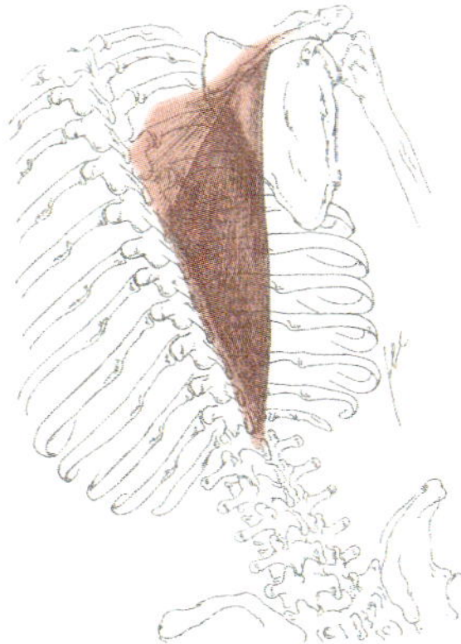

> **Ursprung:** Dornfortsätze Th 3–12.

> **Ansatz:** Medialer Teil der Spina scapulae.

> **Funktion:** Schulterblattadduktion. Hilft bei der Flexion und Abduktion des Humerus, zieht dabei das Schulterblatt abwärts.

> **Test:** Ca. 130°–150° Abduktion und vollständige AR im Schultergelenk (der Daumen zeigt nach dorsal); Ellbogen gestreckt. Dies ist immer die Ausgangsposition. In Bauch- oder Rückenlage empfiehlt sich die beidseitige Testung mit Kontakt jeweils am distalen Unterarm. Der Patient drückt weiter nach dorsal; der Testvektor des Untersuchers ist bogenförmig nach anterior. Bei einseitiger Testung ist unbedingt eine ausreichende Stabilisierung über die ipsilaterale Schulter notwendig. Im Sitzen und Stehen erfolgt die einseitige Testung mit Stabilisa-

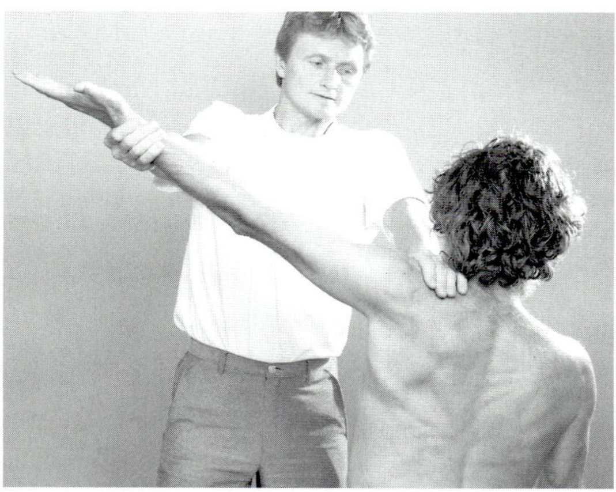

Unterer Trapezius im Sitzen/Stehen.

tionshand ventral über der Region des Pectoralis/Proc. coracoideus.

> **Nerval:** Ramus trapezius C 2–4

> **NL:** *anterior:* 7. ICR in der Mamillarlinie nur links.
posterior: Zwischen Dorn- und Querfortsätzen von Th 7 und Th 8 nur links.

> **NV:** Sutura sagittalis, 1–2 QF anterior von Lambda

> **Meridian:** Milz/Pankreas **Sp:** MP 5

> **Organ:** Milz

> **Nährstoffe/Heilmittel:** Vit. C, Calcium, Milzextrakte und entsprechende Phytotherapeutika

> **Beachte:**
- Eine beidseitige Schwäche ist typisch für eine Fixation untere BWS und/oder TLÜ.
- Häufig besteht ein reaktives Muster zu den Pectorales; dabei kann die Stabilisationshand ventral eine TL verursachen und eine reaktives Muster maskieren.
- Wenn eine Dysfunktion der plantaren Fußmuskeln vorliegt, kommt es zu einer Inhibition der Wirbelsäulenextensoren. In diesem Fall wird unter Gewichtsbelastung der untere Trapezius schwach testen.

Trapezius – pars intermedia

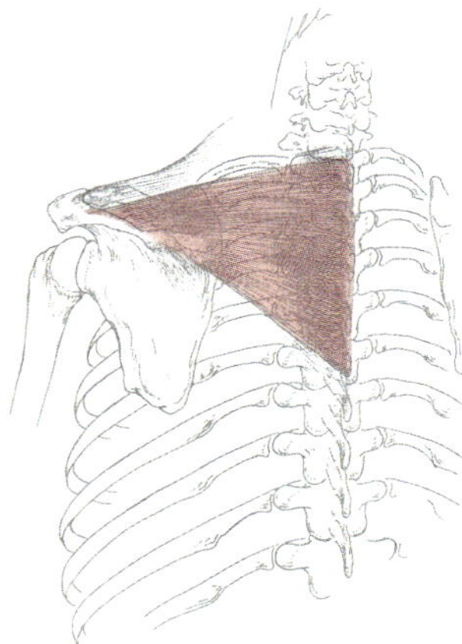

> **Ursprung:** Dornfortsätze C 6 bis Th 3.

> **Ansatz:** Acromium und lateraler Teil der Spina scapulae.

> **Funktion:** Schulterblattadduktion, hilft bei Flexion und Abduktion des Armes.

> **Test**: 90° Abduktion und vollständige Außenrotation im Schultergelenk (der Daumen zeigt nach dorsal); Ellbogen gestreckt – dies ist immer die Ausgangsposition. In Bauch- oder Rückenlage empfiehlt sich die beidseitige Testung mit Kontakt jeweils am distalen Unterarm. Der Patient drückt weiter nach dorsal. Der Testvektor des Untersuchers ist bogenförmig nach anterior. Bei einseitiger Testung ist unbedingt eine ausreichende Stabilisierung über die ipsilaterale Schulter notwendig. Im Sitzen und Stehen erfolgt die einseitige Testung mit Stabilisation ventral über der Region Pectoralis/Proc. coracoideus.

> **Nerval:** Ramus trapezius C 2–4

> **NL:** *anterior:* 7. ICR in der Mamillarlinie nur links.
> *posterior:* Zwischen Dorn- und Querfortsätzen von Th 7 und 8 nur links.

> **NV:** Sutura sagittalis, 1–2 QF anterior von Lambda

> **Meridian:** Milz/Pankreas **Sp:** MP 5

> **Organ:** Milz

> **Nährstoffe/Heilmittel:** Vitamin C, Calcium, Milzextrakte und entsprechende Phytotherapeutika.

> **Beachte:**
- Wenn eine Dysfunktion der plantaren Fußmuskeln vorliegt, kommt es zu einer Inhibition der Wirbelsäulenextensoren. In diesem Fall wird unter Gewichtsbelastung der mittlere Trapezius schwach testen.
- Häufig liegt ein reaktives Muster zu den Pectorales vor.

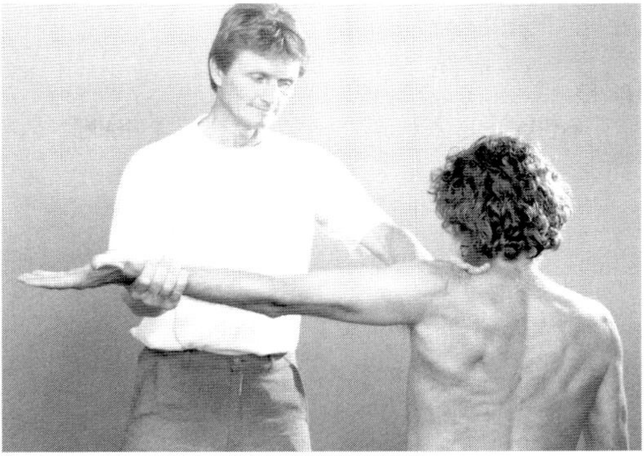

Mittlerer Trapezius im Sitzen/Stehen.

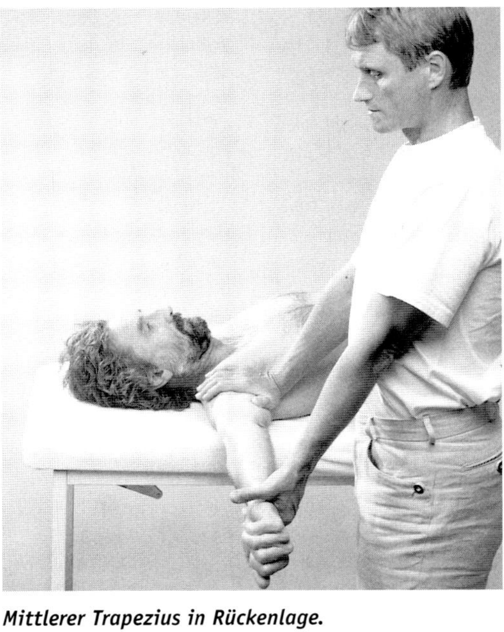

Mittlerer Trapezius in Rückenlage.

Trapezius – pars superior

> **Ursprung:** Von der Protuberantia occipitalis externa nach lateral entlang der Linea Nuchae und nach unten bis zu C 7 vom Nackenband und den Dornfortsätzen der HWS.

> **Ansatz:** Laterales Drittel der Clavicula.

> **Funktion:** Rotation der Scapula, sodaß die Cavitas glenoidale nach oben bewegt wird. Zusammen mit den anderen Trapeziusanteilen Adduktion der Scapula; Heben der Schulter mit leichter Komponente nach posterior.

> **Test:** Am besten im Sitzen auszuführen, bei kleinen Personen auch im Stehen möglich. Der Patient hebt die Schulter und neigt Kopf und Nacken in Richtung auf diese Schulter mit leichter Kopfrotation zur anderen Seite. Aus dieser Position wird der Patient aufgefordert, Kopf und Schulter noch weiter zusammenzuziehen, während der Untersucher versucht, Kopf und Schulter voneinander weg zu ziehen.
Am besten steht der Untersucher beim sitzenden Patienten auf der gegenüberliegenden Seite, weil er im Falle einer plötzlichen Abschwächung den Kopf mit dem Unterarm sofort abfangen kann. Wichtig ist es, die Clavicula mit der Fixationshand auszusparen, um keinen statischen Kompressionschallenge auf das ACG auszuüben.

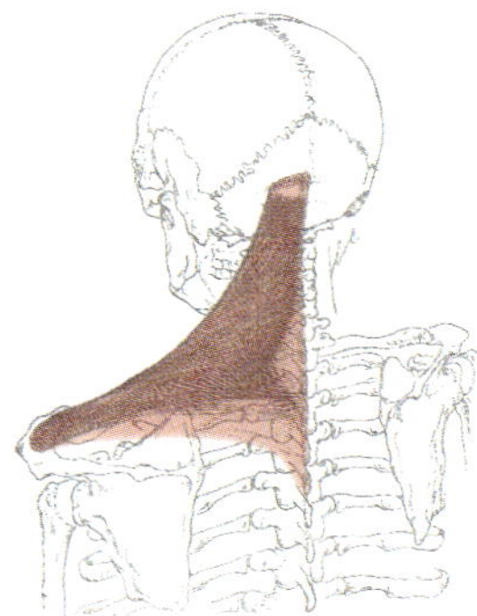

> **Nerval:** Ramus ventralis von C 2–4 und N. accessorius (Hirnnerv XI)! Zusammen mit dem SCM wird der Trapezius neben dem Ramus ventralis durch den XI. Gehirnnerv innerviert; Bedeutung siehe SCM*.

> **NL:** *anterior:* Sulcus bicipitalis
> *posterior:* Atlasquerfortsatz

> **NV:** Direkt oberhalb des Proc. zygomaticus am temporosphenoidalen Übergang

> **Meridian:** Niere

> **Organ:** Auge und Ohr

> **Nährstoffe/Heilmittel:** Vitamine F, A, B, G und Calcium.

> **Beachte:**
- Insbesondere bei Störungen des Innenohrs wie Tinnitus, Hörsturz, Meniere usw. findet sich häufig ei-

ne Schwäche des oberen Trapezius. Alle Faktoren, die dann den Trapezius stärken, sind auch möglicherweise von Nutzen bei der Therapie dieser schwierigen Störungen!

- Einseitige Verkürzung führt zum Schulterhochstand mit reaktiver Schwächung des Latissimus dorsi. Beidseits hoher Trapeziustonus weist auf meist psychischen Streß hin. Für Schreibtischberufe empfiehlt sich die regelmäßige Dehnung der Trapezii. Dazu fixiert eine Hand möglichst weit caudal (weniger Lateralflexion der HWS) den Sessel. Die zweite Hand auf das gegenüberliegende Scheitelbein und langsame Verstärkung den Dehnposition.

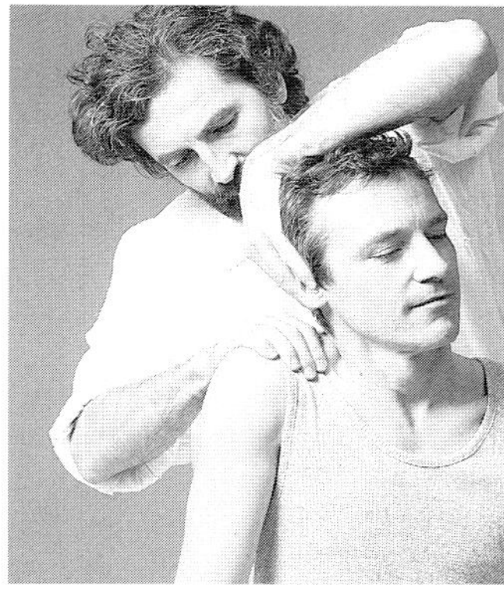

Test des oberen Trapezius, Untersucher dorsal.

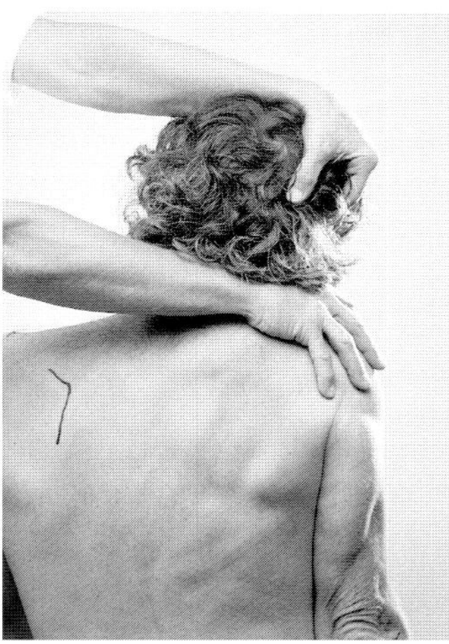

Test des oberen Trapezius mit kontralateral stehendem Untersucher.

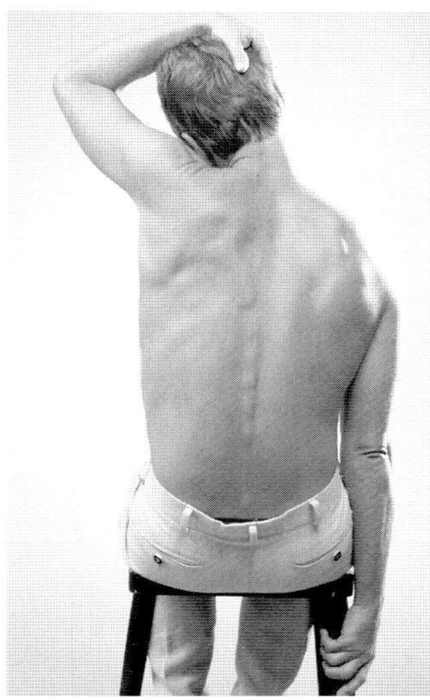

Selbstdehnung des oberen Trapezius im Sitzen.

Triceps brachii

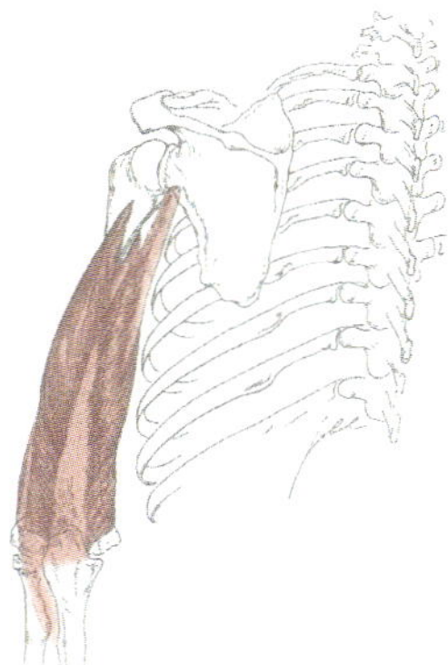

- **Ursprung:** Langer Kopf am Tuberculum infraglenoidale der Scapula. Lateraler und medialer Kopf an der Rückseite des Humerus.

- **Ansatz:** Hintere Oberfläche des Olekranon und tiefe Faszie des Unterarms.

- **Funktion:** Extension im Ellbogengelenk; der lange Kopf hilft bei der Adduktion und Extension des Oberarms.

- **Test:** Der Muskel ist im Sitzen und Stehen sowie in Rücken- und Bauchlage gut testbar.

- **Test im Sitzen:** Schulter 90° Abduktion, Ellbogen 90° Flexion. Der Untersucher steht hinter dem Patienten und nimmt beid- oder einhändig Kontakt am distalen Unterarm. Testvektor in Richtung Flexion des Ellbogens. Der Patient drückt in die Streckung des Ellbogens. Aus dieser Position kann eine Traktion oder Kompression der HWS mit gleichzeitiger Tricepstestung erfolgen.

- **Test in Rückenlage:** Hierbei hat man den Vorteil, das der Patient leichter die Halsmuskulatur entspannt. Die Traktion der HWS (s. oben) kann mittels Daumen und Zeigefinger am unteren Occiputrand ausgeführt werden. Zur Kompression reicht es, sich mit der Brustmuskulatur an den Scheitel anzulehnen.

- **Nerval:** N. radialis, C 6–8, Th 1

- **NL:** *anterior:* 7. ICR direkt neben der knorpeligen Verbindung
  posterior: Laminae Th 7, 8

- **NV:** Sutura squamosa direkt oberhalb des Ohres

- **Meridian:** Milz/Pankreas **Sp:** MP 5

- **Organ:** Pankreas

- **Nährstoffe/Heilmittel:** Selten sind Vitamin A und F (EFA), Zink, Betain-HCl, Pankreasorganextrakt, Pankreasenzyme, pankreasstimulierende Phytotherapeutika oder Homöopathika notwendig; nach Leaf ist der Muskel auf aerob/anaerobe Fragestellungen zu untersuchen.

> **Beachte:**

- Der Trizeps ist der ideale Testmuskel bei Verdacht auf Protrusion oder Bandscheibenvorfall in der unteren HWS!
- Bei Verletzungen durch Wurfsportarten kommt es häufig zum reaktiven Muster mit dem Biceps brachii.

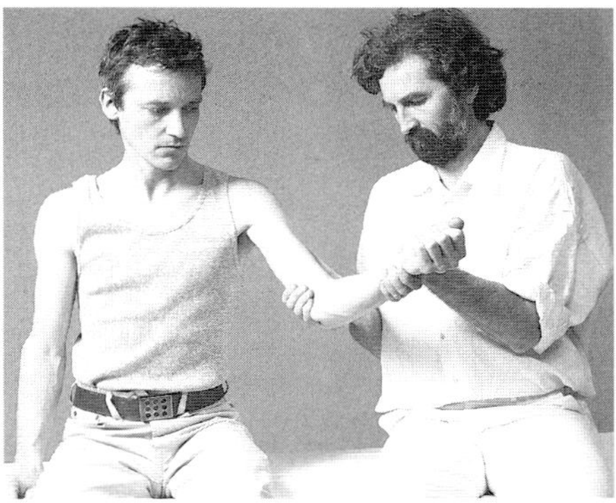

Triceps-Test einhändig mit Ellbogenfixation.

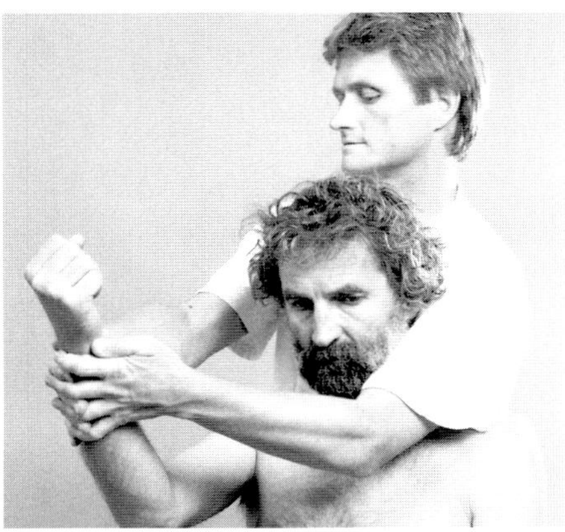

Bimanueller Triceps-Test im Sitzen.

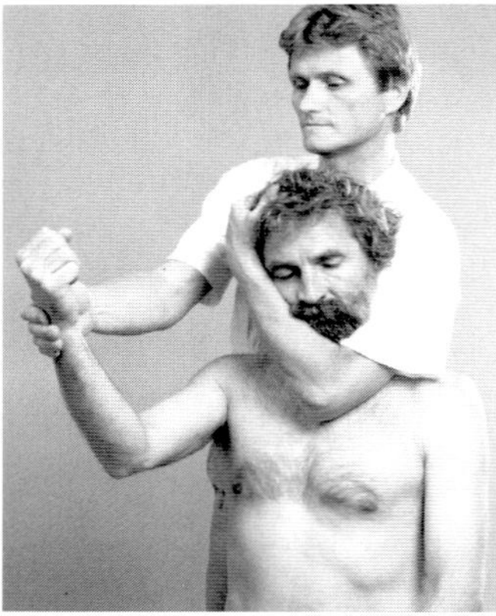

Triceps-Test mit Traktion der HWS im Sitzen.

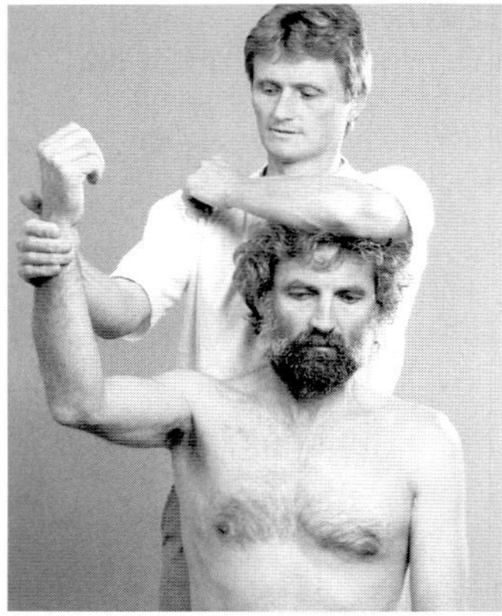

Triceps-Test mit Kompression der HWS im Sitzen.

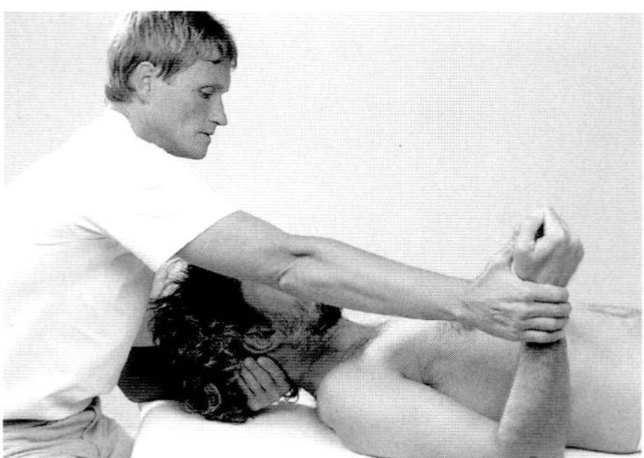

Triceps-Test in Rückenlage mit HWS-Traktion.

Triceps Surae

Dieser Muskel besteht aus dem zweigelenkigen Gastrocnemius und dem eingelenkigen Soleus.

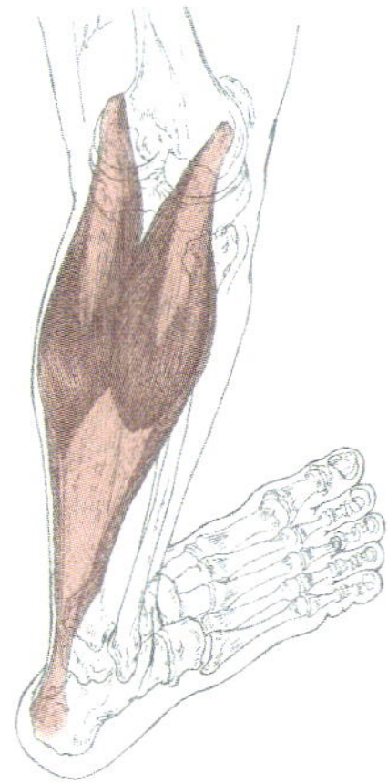

- **Ursprung Gastrocnemius:** Dorsal vom Epicondylus medialis und Epicondylus lateralis femoris.
- **Ursprung des Soleus:** Vom Caput und dem dorsalen, proximalen Drittel der Fibula, dem Sehnenbogen zwischen dem Fibulakopf und der Tibia und der dorsalen Mitte der Tibia.
- **Ansatz:** Mit der kräftigen Achillessehne am Tuber calcanei.
- **Funktion:** Plantarflexion im Sprunggelenk, Flexion und dorsale Stabilisation im Kniegelenk.

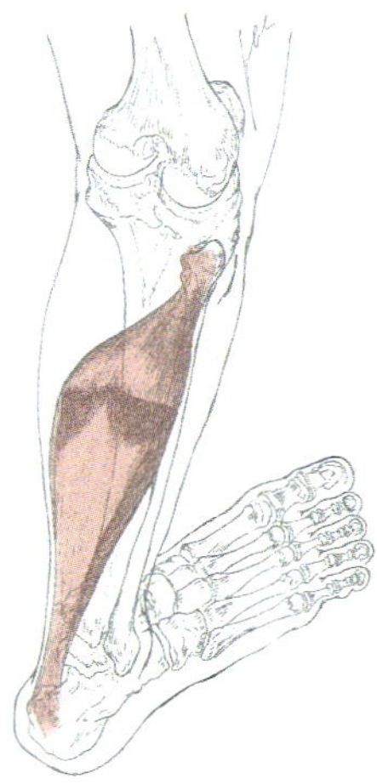

- **Test:** Leider ist ein suffizienter AK-Test dieses Muskels auf Grund seiner großen Kraft und den gegebenen Hebelverhältnissen meistens nicht durchführbar; wenn überhaupt, dann wird man bei entsprechenden neurologischen Fragestellungen den Fersenhebertest durchführen.
  Am besten verläßt man sich auf Anamnese, eingehende Palpation und Dehnungsprüfung im Seitenvergleich.
  Bei allen Achillessehnenbeschwerden ist zuerst die Wadenmuskulatur mit den lokalen Muskeltechniken zu behandeln. Es finden sich oft schmerzhafte TP proximal im Muskelbauch des Gastrocnemius, die auf eine Infiltration sehr gut ansprechen.

Der Triceps surae neigt stark zur Verkürzung mit Einschränkung der Dorsalflexion im Sprunggelenk und Bildung eines Fersensporns am Plantarisursprung.
Eine Faszienbehandlung vor allem des Soleus, regelmäßige Dehnungen und die Therapie des oft vorhandenen reaktiven Musters zum Tibialis anterior verbessern die Dorsalflexion. Die häufig zu findende Krampfneigung der Wade stellt die Verbindung zur Nebenniere als Stressorgan und dem typischen „Stressmineral" Magnesium her.

> **Nerval:** N. tibialis S 1, S 2

> **NL:** *anterior:* 2,5 cm lateral und 5 cm cranial des Nabels
> *posterior:* Paravertebral zwischen Th 11/12.

> **NV:** Lambda

> **Meridian:** KS **Sp:** KS 7

> **Organ:** Nebennieren

> **Nährstoffe/Heilmittel:** Magnesium, Vit. C, Mangan, Tyrosin, B-Vitamine, Nebennierenpräparate.

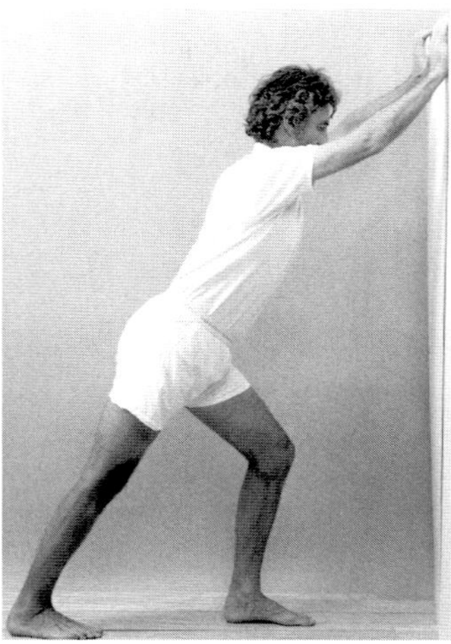

Gastrocnemiusdehnung rechts (ohne Kniebeugung).

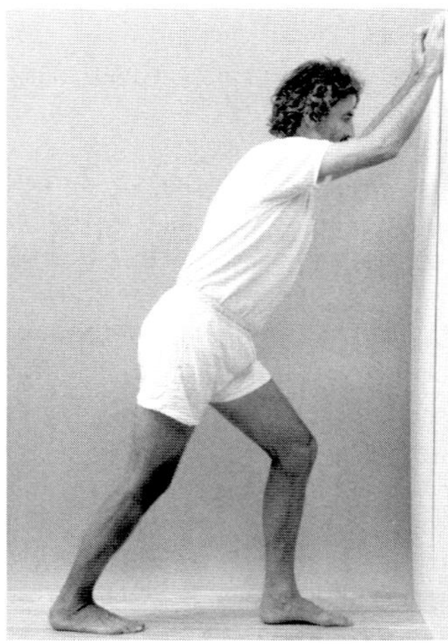

Soleusdehnung rechts (mit Kniebeugung).

Nicht direkt testbare Muskeln

Diaphragma

> **Einleitung:** Dies ist der wichtigste Atemmuskel mit hauptsächlich aerobem Stoffwechsel. Schließlich bewegt sich das Diaphragma ca. 24 000 mal pro Tag!
In der AK wird dem Diaphragma eine wichtige Rolle in der Balancierung der Meridianenergie zugeschrieben. Für die Sportmedizin ist die optimale Diaphragmafunktion anzustreben.

> **Symptome:**
- Ständiges Gähnen
- Schmerzen bei forcierter Inspiration
- Posttraumatische Atemprobleme
- Rezidivierende craniosacrale Probleme
- Chronisch verspannte Schultermuskulatur

> **Anatomie:** Topographische Ausdehnung zwischen Th 9 und Th 12 und ventral in Höhe des 5. ICR. Es entspringt vom Proc. xyphoideus, den unteren sechs Rippenknorpeln und TH 12. Die beiden Schenkel reichen rechts vom Ösophagus bis L 3 und links bis L 2. Die seitlichen muskulären Anteile verjüngen sich in das sehnige Centrum tendineum.

> **Nerval:**
motorisch: N. phrenicus C 3–5
sensibel: Nn. intercostales Th 6–12

> **NL anterior:** über dem gesamten Sternum, wenn aktiv sehr schmerzhaft! DD: Niemals zu vergessen ist die Abklärung Sternum-Läsionen, Thymus TL, KG 17, KG 18 usw.

> **NL posterior:** In Höhe 10. Rippe 2 QF neben der Wirbelsäule

> **NV:** Drei Stellen im Verlauf der Sutura sagittalis, die bei vasculären Störungen auch druckschmerzhaft sind. Die NV-Punkte liegen über dem Bregma, einen Daumen cranial vom Lambda und über Lambda.

> **Querverbindungen:**
- Subluxation/Fixation mittlere HWS (Deltoideus u./o Popliteus bds. w)
- Subluxation/Fixation untere Rippen und BWS (Trapezius pars inf. bds. w)
- Subluxation/Fixation TLÜ (Latissimus bds. w)
- Eisen-, Folsäure-, Vitamin B12- und Vitamin-F-Mangel
- Bei allen Dysfunktionen des Iliopsoas sollte an das Diaphragma gedacht werden

> **Befunde:**
- Verminderte Vitalkapazität
- Deutlich verringerte Atemanhaltezeit (optimal ca. 40 Sekunden)
- Snider`s Test positiv: Patient kann eine 15 cm entfernte Flamme mit offenem Mund nicht ausblasen.
- Ein Bleiplättchen auf KG 24 und LG 27 schwächt Indikatormuskel.
- Einseitig eingeschränkte Rippenbe-

weglichkeit bei Psoashypertonus.
- Vermehrt außenrotiertes Bein auf der Seite des Psoashypertonus.

> **TL:** Direkt unter dem Xyphoid: KG 14 = Alarmpunkt Herz

> **DD:** TL + Atmung

> **CH:** Dynamischer Challenge durch Zug am Rippenbogen nach craniolateral

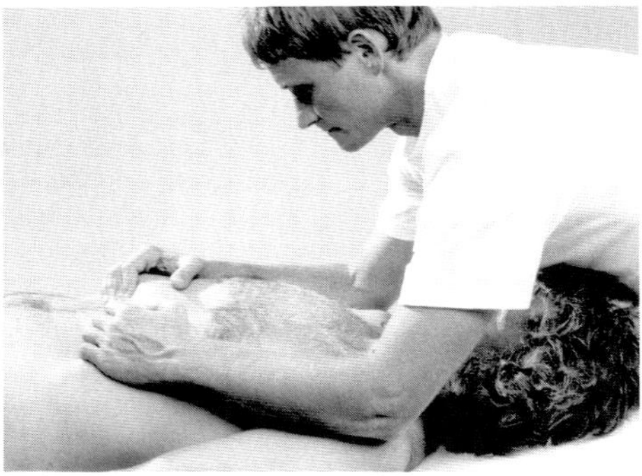

Challenge Diaphragma.

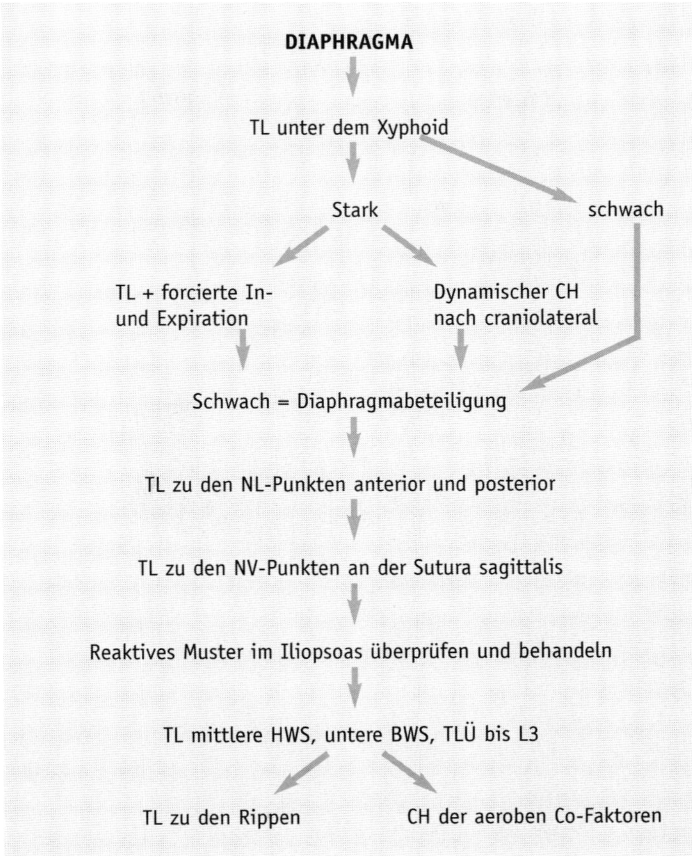
DIAPHRAGMA
TL unter dem Xyphoid
Stark
schwach
TL + forcierte In- und Expiration
Dynamischer CH nach craniolateral
Schwach = Diaphragmabeteiligung
TL zu den NL-Punkten anterior und posterior
TL zu den NV-Punkten an der Sutura sagittalis
Reaktives Muster im Iliopsoas überprüfen und behandeln
TL mittlere HWS, untere BWS, TLÜ bis L3
TL zu den Rippen
CH der aeroben Co-Faktoren

Levator ani

- **Ursprung:** Os pubis und Medialfläche der Spina ischiadica und der Fascia obturatoria

- **Ansatz:** Ventral- und Lateralfläche des Steißbeines, anococcygeale Raphe, Centrum tendineum und Sphincter ani externus.

- **Nerval:** N. pudendus S 2–4

- **Funktion:** Hält muskulär die Beckenorgane in Position. Bildet die Form des Beckenbodens. Verengt aktiv das untere Ende der Vagina und des Rectums. Hilft bei forcierter Expiration.

- **Test:** Ist nur indirekt möglich, indem der Patient das ipsilaterale Bein in der Hüfte flektiert und es in Abduktion an den Untersucher anlehnt. Der Untersucher palpiert mit der Basis des Metacarpophalangealgelenkes den Beckenboden während der Patient die Bauchpresse betätigt. Ein Vorwölben des Beckenbodens gilt als Schwächezeichen.
  Dysfunktionen zeigen sich meist durch Schmerzhaftigkeit auf Palpation und Dehnung. Dabei tastet man sich aus derselben Ausgangsposition mit den gestreckten Fingern II–V medial des Tuber ischiadicum langsam atemsynchron soweit nach cranial vor, bis ein schmerzloser weich elastischer Stop seitengleich fühlbar ist. Jede seitendifferente Schmerzhaftigkeit ist als auffälliger Befund zu werten.

- **NL:** *anterior:* handbreit unter der Symphyse an der Medialseite des Oberschenkels.
  posterior: Zwischen L 5 und der SIPS.

- **NV:** Eminentia parietalis

- **Beachte:**
  - Steißbeinverletzungen, Geburtstraumen, Pfählungstraumen, Episiotomien sind die häufigsten Ursachen für Dysfunktionen. Häufig ist eine gleichseitige Adduktorenschwäche, besonders des Pectineus, vorhanden.
  - Durch die Wiederherstellung einer guten Levatorfunktion können Senkungsbeschwerden gemildert werden.

Abkürzungen

ACG	Acromioclaviculargelenk
AR	Außenrotation
Bl	Blase
BWS	Brustwirbelsäule
C	Cervikalsegment
CH	Challenge
CTÜ	Cervikothorakaler Übergang
DD	Differentialdiagnose
Di	Dickdarm
DIP	Distales Interphalangeal-gelenk
Di	Dickdarm
3E	Dreifacher Erwärmer
Gb	Gallenblase
He	Herz
HWS	Halswirbelsäule
ICR	Intercostalraum
ICV	Iliozökalklappe; engl. Iliocecal Valve
KS	Kreislauf/Sex
KG	Konzeptionsgefäß
L	Lumbalsegment
Le	Leber
LG	Lenkergefäß
Lig.	Ligamentum
LSÜ	Lumbosacraler Übergang
Lu	Lunge
LWS	Lendenwirbelsäule
Ma	Magen
MCP	Metacarpophalangealgelenk
MP	Milz/Pankreas
N.	Nervus
Ni	Niere
NL	Neurolymphatische Reflexe
NT	Neuraltherapie
NV	Neurovaskuläre Reflexzonen
PMC	Pectoralis major clavicularis
PIP	Proximales Interphalangeal-gelenk
PMS	Pectoralis major sternalis
Proc.	Processus
QF	Querfinger
S	Sacralsegment
SCG	Sternoclaviculargelenk
SCM	Sternocleidomastoideus
SCS	Strain-Counterstrain
SIAS	Spina iliaca anterior superior
SIG	Sakroiliakalgelenk = ISG = Iliosakralgelenk
SIPS	Spina iliaca posterior superior
Sp	Sedierungspunkt
TFL	Tensor fasciae latae
Th	Thorakalsegment
TL	Therapielokalisation
TLÜ	Thorakolumbaler Übergang
TMJ	Kiefergelenk(e); engl. Temporo-Mandibular Joint
TP	Triggerpunkt
V.	Vena

Neurolymphatische Reflexpunkte

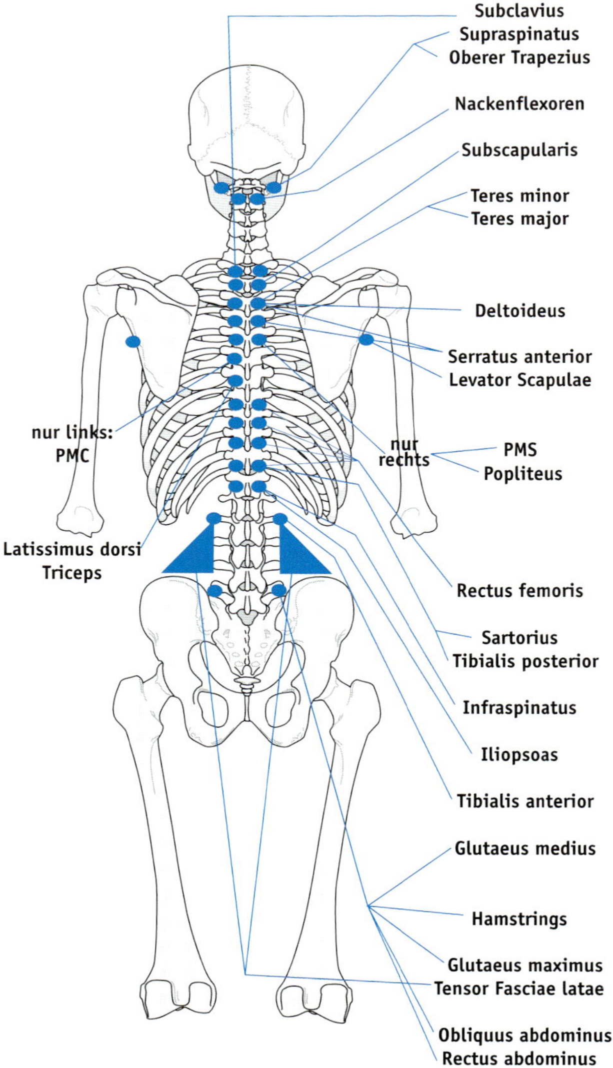

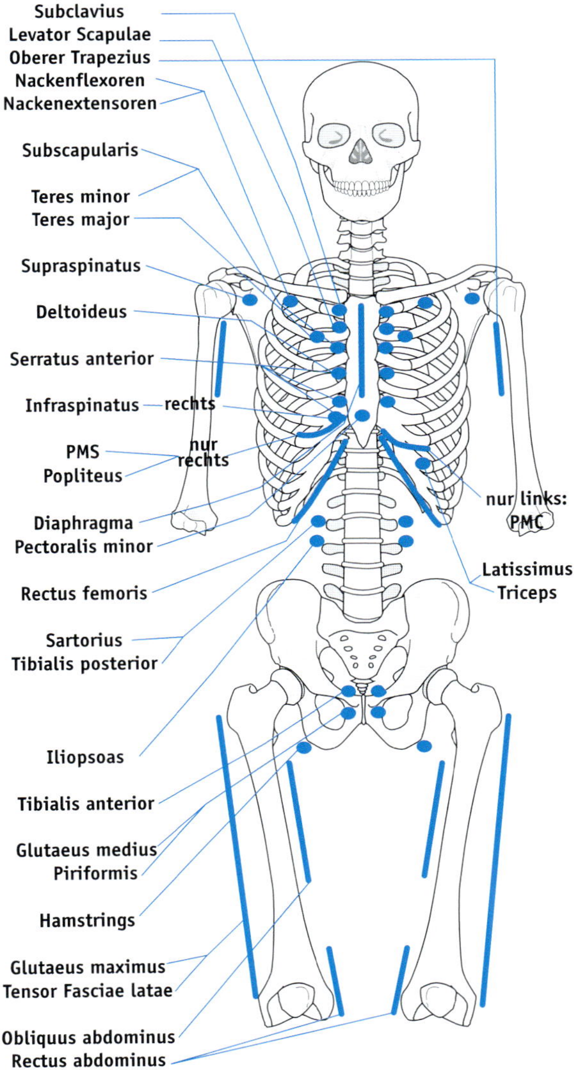
Subclavius
Levator Scapulae
Oberer Trapezius
Nackenflexoren
Nackenextensoren
Subscapularis
Teres minor
Teres major
Supraspinatus
Deltoideus
Serratus anterior
Infraspinatus
rechts
PMS
Popliteus
nur
rechts
Diaphragma
Pectoralis minor
Rectus femoris
Sartorius
Tibialis posterior
Iliopsoas
Tibialis anterior
Glutaeus medius
Piriformis
Hamstrings
Glutaeus maximus
Tensor Fasciae latae
Obliquus abdominus
Rectus abdominus
nur links:
PMC
Latissimus
Triceps

Neurovaskuläre Reflexpunkte

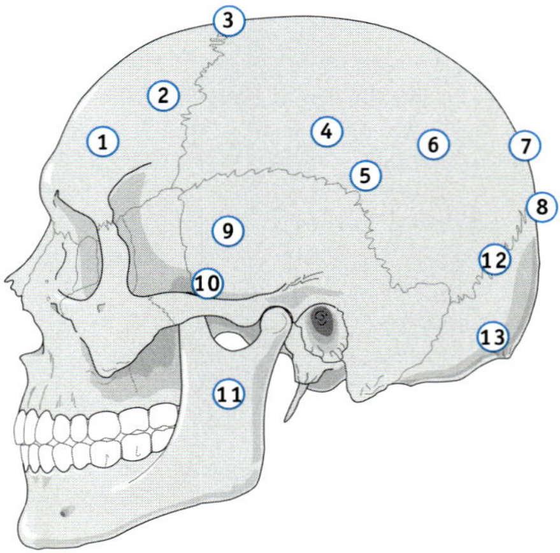

1 *PMC*
Tibialis Anterior

2 *PMS*

3 *Diaphragma*
Serratus Anterior
Levator Scapulae
Supraspinatus
Subscapularis
Deltoideus

4 *Abdominalis*

5 *Trizeps*
Latissimus Dorsi

6 *Glutaeus Medius*
Tensor Fasciae Latae
Quadrizeps (Rectus f.)
Piriformis

7 *Hamstrings*
Diaphragma

8 *Sartorius*
Diaphragma
Tibialis posterior

9 *Teres Minor*
Infraspinatus
Teres Major

10 *Oberer Trapezius*

11 *Nackenflexoren*
Nackenextensoren

12 *Glutaeus Maximus*

13 *Iliopsoas*

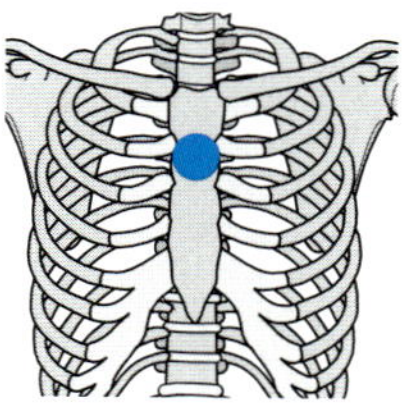

NV Infraspinatus

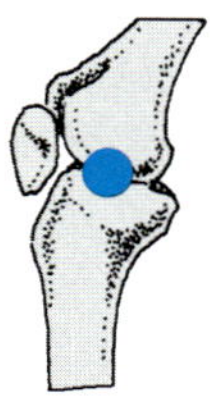

NV Popliteus am medialen Knie beidseits

Sedierungspunkte

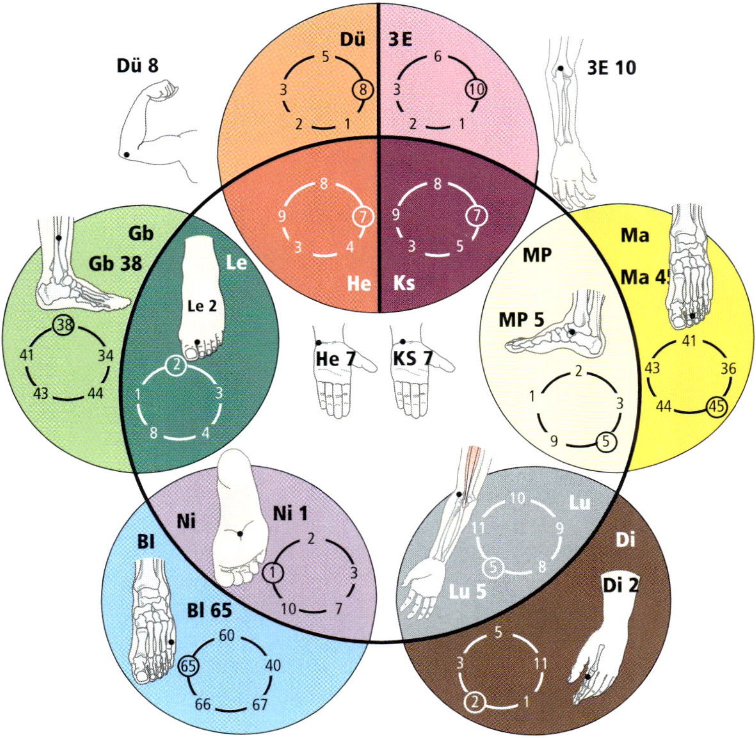